教育部人文社会科学研究青年基金项目
《财政补助促进县级公立医院回归公益性的效果研究》（16YJCZH015）资助

U0334559

财政补助
提升我国公立医疗服务
供给体系公益性的研究
—— 以县级公立医院为例

段丁强／著

中国财经出版传媒集团

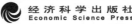

经济科学出版社
Economic Science Press

图书在版编目 (CIP) 数据

财政补助提升我国公立医疗服务供给体系公益性的研究：
以县级公立医院为例 / 段丁强著 . —北京：经济科学出版社，
2019. 8

ISBN 978 – 7 – 5218 – 0852 – 0

Ⅰ. ①财…　Ⅱ. ①段…　Ⅲ. ①补偿性财政政策 – 影响 –
县 – 医院 – 经营管理 – 研究 – 中国　Ⅳ. ①R197. 322

中国版本图书馆 CIP 数据核字 (2019) 第 218733 号

责任编辑：凌　敏
责任校对：刘　昕
责任印制：李　鹏

财政补助提升我国公立医疗服务供给体系公益性的研究
——以县级公立医院为例

段丁强　著

经济科学出版社出版、发行　新华书店经销
社址：北京市海淀区阜成路甲 28 号　邮编：100142
教材分社电话：010 – 88191343　发行部电话：010 – 88191522
网址：www. esp. com. cn
电子邮件：lingmin@ esp. com. cn
天猫网店：经济科学出版社旗舰店
网址：http：//jjkxcbs. tmall. com
北京密兴印刷有限公司印装
710×1000　16 开　10. 5 印张　140000 字
2019 年 10 月第 1 版　2019 年 10 月第 1 次印刷
ISBN 978 – 7 – 5218 – 0852 – 0　定价：42. 00 元

前　言

本书是教育部人文社会科学基金项目《财政补助促进县级公立医院回归公益性的效果研究》（16YJCZH015）的最终研究成果。

2009 年开始推进的我国新一轮医药卫生体制改革（以下简称"新医改"）的重要目标之一就是促进公立医疗服务供给体系回归公益性，分层医疗体系发展模式使县级公立医院成为医疗服务供给体系的重要组成部分，也成为体现医疗服务供给公益性的主要载体。2012 年我国政府启动县级公立医院综合改革试点并为此投入巨额财力，试图通过改革财政投入机制加快引导县级公立医院回归公益性。但改革至今，老百姓对从公立医院改革中分享到的社会公平正义获得感并不强烈，财政补助到底在多大程度上促进了我国县级公立医院向公益性的回归也受到了一定程度的质疑。

为回答这一疑问，本书在开展实证调查研究的基础上，针对新医改以来公立医疗服务体系的公益性倡导、政策实践及改革效果进行系统分析与评价，旨在通过对我国医改政策实践的回顾与反思，进一步明确界定医疗服务供给体系公益性的价值内核，探索构建公益性的量化评价指标体系，以卫生统计数据为基础对卫生财政投入、卫生专项转移支付、药品价格管制等政策措施抑制医药费用不合理增长的效果进行分析评价，运用计量分析模型和实证数据对财政补助促进县级公立医院公益性回归的效果进行定量评价，为我国进一步完善县级公立医院财政补助机制提供实证和经验依据。

　　本书主要研究内容包括：第一，结合医疗服务供给体系的特殊性对政府干预医疗服务供给的必要性及政策手段进行理论分析；第二，在对公平正义理念进行比较分析的基础上，提出公立医院公益性的基本概念、内涵及评价指标体系；第三，对新医改以来针对医疗服务供给体系的相关改革政策进行回顾总结与评价，从宏观上对公立医院改革的政策机制及改革效果进行分析与评价；第四，分别结合卫生转移支付体系改革和药品管制政策改革对新医改以来的政府控制居民医药费用的努力进行总结与分析，结合未来的改革趋势提出政策建议；第五，从宏观上对我国居民医药费用的决定因素及控费效果进行定量评价；第六，重点以县级公立医院为对象，构建定量模型，对财政补助提升医疗服务供给体系公益性的效果进行量化评价和分析，发现其中的机制性问题并提出政策优化建议。

　　当前，中国特色社会主义建设已经进入新时代，我们所面临的社会矛盾已经发生重大变化，为满足人民对美好生活的追求，必须进一步加大对民生领域的财政支持。党的十八届五中全会提出"创新发展"和"共享发展"的理念，通过有效的制度创新引导公立医疗服务供给体系回归公益性是卫生领域深入落实"创新发展"和"共享发展"理念的重要路径之一。但在我国经济换挡降速及经济高质量发展的大背景下，财政收入增速趋缓使政府持续增加民生投入面临更为严峻的财力约束环境，对提高财政投入绩效也有了更为紧迫的要求。本书的研究通过对财政补助提升县级公立医院公益性的效果进行定量判断，探索县级公立医院财政补助机制尚存的缺陷，能够为各级政府创新卫生财政投入机制、优化政府对公立医疗服务供给体系的规制政策提供建议，从而更加有效地引导公立医院回归公益性、提高财政资金使用绩效、使老百姓更好地分享到医改的成果。本书的研究成果既有助于公共产品供给理论的创新和发展，也可为其他民生财政投入的公益性绩效评价提供方法参考，还可为公立医院管理者持续优化医院管理、提升医疗服务供给过程的公平正义提供决策参考。

段丁强
2019 年 7 月于东湖梨园

目　　录

第1章 政府干预医疗服务
供给的理论基础

医疗服务并不完全具备公共物品的特征，但其特殊的供需决定机制又使纯市场化的资源配置结果并不能达到政府与社会的期望。特别是医疗服务需求与人的基本生存权利密切相关，医疗服务需求的满足程度如果完全由患者的支付能力决定，将会极大地影响医疗资源配置的社会公平性。因此，政府有责任通过行政手段干预医疗服务的供给。

1.1 医疗服务市场供需决定机制的特殊性

市场机制条件下，商品的供给数量决定于供给者的供给意愿和供给能力，供给意愿受制于供给目的，而供给能力则取决于资源配置状况。对一般的商品或服务的供给者而言，其供给目的是产量最大化或利润最大化，供给价格与供给成本的对应关系就成为决定其供给收益进而影响供给意愿的主要因素，供给价格超过供给成本的金额越大，商品或服务供给者的供给意愿就越强烈，在供给能力有保障的前提下，其愿意供给的数量就越多。

毫无疑问，医疗服务的供给也受供给规律的支配。但是，医疗服务毕竟不同于一般的商品或服务，特定的产品属性使其在供给数量与质量的决定因素上表现出与一般商品不同的特征。

1.1.1 医疗服务的特殊产品属性

医疗服务在产品属性上与一般商品的差异表现在它不能被看成是一种纯粹的私人品或纯粹的公共品，对医疗服务产品属性的界定必须结合其具体类别进行。根据服务内容和项目的不同，医疗服务可以被进一步细分为基本医疗服务、非基本医疗服务和特需医疗服务三类。其中，包括预防保健服务在内的基本医疗服务因具有一定的非排他性和非竞争性而被视为公共产品，从另一角度，部分医疗服务（如传染病的预防）也因显著的收益外溢性而被认为具有公共产品的特性。医疗服务的特定产品属性决定了医疗服务市场的供需决定机制也存在特殊性。

1.1.2 医疗服务市场的特殊结构

医疗服务市场是一个非常特殊的市场，这不仅是因为它提供的服务和产品既能决定患者个体的生命与健康，还关乎整个社会的繁荣与和谐。在这个市场中，"消费者""消费决策者"和"消费支付者"是相互分离的（见图 1-1），这种特征导致了医疗服务需求决策权的分散和转移。

医疗服务通常被认为是一种信任品，这导致消费者对所要消费的医疗服务的认知度很差，与供方相比存在严重的信息不对称，因此，大多数的消费决策中，不是消费者本人而是医生来决定他们消费什么或消费多少。在这种决策机制中，我们无法期望医生代替患者所做出的决策结果永远是正确或高效的，因为，医生恰恰是医疗服务和产品提供者的代言人，

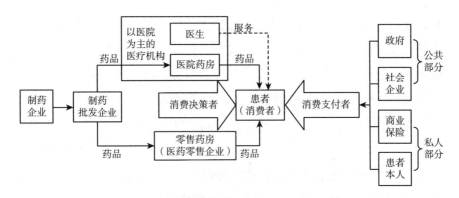

图 1-1　医疗服务市场的供需决定机制

资料来源：孙雅娜. 但问路在何方——中国医药卫生行业发展趋势研究［R］. 中国国际金融有限公司，2006-11.

对自身利益的追求使身处供方集团的医生不可能做出与患者掌握完全信息时做出完全一致的决策。同样是因为医疗服务市场的信息不对称性，虽然医生做出了有损患者利益的消费决策，但是患者却无法对这种决策进行识别和抵制。不但如此，在存在医疗保险制度（无论是社会保险还是商业保险）的背景下，医疗保险机构（企业）分担了患者的医疗费用支付责任，如果个人的共付率足够低，患者实际上可以从医生的自利性决策中受益，这会削弱患者对医生决策结果的排斥立场，助长医生在医疗服务市场的非效率化决策地位，甚至导致"医患共谋"。所以，"消费者""消费决策者""消费支付者"的相互分离，使医疗服务市场的需求决策权由需方向供方转移，这种决策机制将会使医疗服务利用的决定权过多地掌握在供方手中。

1.1.3　医疗服务市场供需决定机制的特殊性

医疗服务市场的特殊结构导致其供需决定机制具有以下特殊性。

（1）医疗服务供方在市场价格决定过程中具有更强的市场势力。作为一种特殊的服务，作为需方的患者在消费决策过程中并无太大的发言权，我们可以将这种现象归因于医疗技术的复杂性，或者是患者的个体差异，甚或是医疗服务效果的不确定性，但这都无关紧要，根源是医疗服务供方能够左右需方的决策。在医疗服务提供过程中，医生具有代替患者选择医疗服务的种类和数量的权力，这种权力可以帮助医疗服务供方在医疗服务市场中制造人为的稀缺，从而维持医疗服务的高价。运用图形化的分析手段我们可以发现，对一般商品而言，其市场均衡状态形成过程中，首先是需方根据市场价格状况调整需求，在需求变化的引导下，供给力量再做相机抉择（见图1-2）。但在医疗服务市场上，市场均衡的发动力量却是供方，供方在供给能力一定的前提下，利用自身的市场力量左右需求，使需求向着供方所预期的方向移动，并由此获利（见图1-3）。

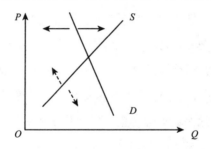

图1-2 一般市场的均衡机制

注：虚线箭头代表曲线移动方向，实线箭头代表先发力量。

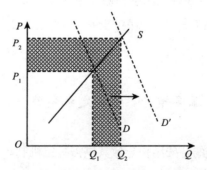

图1-3 医疗服务市场的均衡机制

注：图中阴影部分为增加的供给者剩余。

（2）政府干预的存在有助于改变医疗机构的供给目标定位。医疗卫生事业属于社会公共事业，对于社会公共事业政府既是服务的提供者，又是购买者；既负责举办这些机构，又应提供运营经费、负责制定规划和实施监督管理。所以政府在医疗卫生领域中的作用是不可缺少的。换句话说，在医疗服务领域，市场不能有效地配置资源。市场从某种程度上讲，追求的就是效率，公平不是市场优先考虑的范围。那么必须由政府来矫正市场的失灵，来做公平和效率的选择。

如果没有政府的干预和支持，追求经济效率、实现利润最大化必然成为医疗机构的供给目标，医疗机构对医疗服务市场价格的巨大影响力能够很容易地促成这一供给目标的实现，但也会造成对医疗服务需方利益的巨大侵害。为避免这种情况的发生，政府有必要对医疗机构的运营目标定位进行干预，通过对部分医疗机构的资金支持，使其在设定运营目标时，更加关注医疗服务产品的社会属性、不将经济利益作为医疗服务资源配置的第一考虑因素，更加注重医疗服务利用结果的公平性和均等性。当然，达到这一效果需要一个基本的前提：医疗服务供方的供给总量和供给效率不会因为供给目标的改变而下降。

所以，纯粹的市场机制控制下的医疗服务供给决定于供给价格和供给成本的对比关系以及供给能力，政府干预的存在将会使医疗服务供给资源的决定机制发生改变，随着政府干预意愿的增强、干预范围和力度的加大，医疗服务供给资源的配置将能更好地实现公平与效率的统一。

1.2 政府干预医疗服务供给的方式与机制

党的十九大报告指出，我国社会主要矛盾已经转化为人民日益增长的美好生活需要和不平衡不充分的发展之间的矛盾。这说明，经过 40

年的改革开放，我国社会主要矛盾已经从经济层面的矛盾转化为社会整体层面的矛盾，在保持经济发展动力的同时进一步加强社会分配公平性的调节就成为我国政府进入社会主义新时代的主要任务。

提供公共产品和公共服务是现代政府的基本职能，也是政府履行其职责的主要手段和形式。为促进社会公平，需要政府强力干预以保证基本公共服务资源配置的底线公平和机会均等。体现在医疗服务领域，政府应当通过加强财政投入和政策引导，重构医疗服务供给体系，弱化基本医疗服务分配与居民收入分配结果的关联关系，促进医疗服务供给资源配置的公平性与均等化。

1.2.1 政府干预医疗服务供给的方式

健康需求的不可替代性和优先性、供需双方间的信息高度不对称、医疗服务市场的特殊结构是导致市场失灵的根本性原因。政府对医疗服务市场的干预首先是要立足于消除市场失灵的产生条件或是对市场失灵所导致的不合理资源配置结果进行直接纠正。具体而言，政府干预医疗服务供给市场的方式可以包括如下几种：

第一，医疗服务市场的监管和资源规划。医疗服务市场具有很多特殊性，不同于普通的商品和服务，所以政府的监管至关重要。比如说，价格的监管、医疗服务的价格、药品的价格，等等，政府都是要监管的。比如：新药从研发到最后上市，政府在每一个环节都要监管。还有就是质量和数量的控制。质量指医疗服务的质量，数量指医疗机构数、医生数以及各种设备的数量。为实现这一目标，政府需要制定卫生法律和法规，不仅是制定，而且要严格地执行。

第二，承担投入责任。由于医疗服务市场是个特殊的市场，存在着市场失灵的现象，如果缺乏政府的正确引导，会出现医疗资源配置不合理、医疗服务需求不能满足、利用不公平等一系列问题。2012年，大多数经济合作与发展组织（OECD）成员中，政府支出占卫生筹资的比重都在60%以上，即使在市场竞争机制主导下的美国，政府卫生支出占卫生总费用的比重也占了47%（见图1-4）。我国政府卫生支出占卫生总费用的比重虽然一直在增加，但截至2012年，这一比例仍仅为56%（见表1-1），与OECD成员同期数据相比，仍有较大差距。因此，我国必须进一步明确政府对卫生事业的投入责任，改善现在投入不足的局面，坚持卫生事业的政府主导和公益性质，切实保障公民的基本健康权利。这就要求政府在满足社会公共需要的公共服务和公共产品领域不能"缺位"，承担起对公共卫生产品和准公共卫生产品的投入责任。

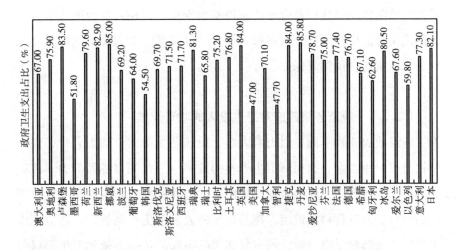

图1-4　2012年OECD成员政府卫生支出占卫生总费用的百分比
资料来源：EPS数据库，http://olap.epsnet.com.cn/.

表1-1　　　　　　**中国政府卫生支出占卫生总费用的百分比**　　　　单位：%

项目	2006年	2007年	2008年	2011年	2012年
政府卫生支出占卫生总费用百分比	40.7	46.9	47.3	55.9	56.0

资料来源：EPS数据库，http://olap.epsnet.com.cn/.

第三，政府可以直接提供医疗服务。比如说，举办公立医院。公立医院是政府向全体国民提供价廉、质优、安全、有效的基本医疗服务，满足居民基本医疗需求，确保医疗服务配置的社会公平性并能有效调控医疗服务市场的主要载体。

1.2.2 提高卫生财政投入绩效的制度保障

卫生事业目标的实现，需要政府多方面的引导和干预，卫生财政投入作为政府干预卫生领域的一种手段，应随着我国市场经济的发展和公共财政制度的不断完善发挥更重要的作用。对卫生事业的财政投入，应通过有效的体制构建以及合理的管理制度安排，以相对低廉的成本费用提供效果好的医疗服务，提高投入绩效，以满足广大人民群众的基本医疗需求，实现全民健康保障。

1.2.2.1 规范各级政府对卫生投入的职责配置

各级政府职责不同，财力有大小，应该各负其责，通力合作，做到财权与事权相匹配，为保障卫生事业的发展这一共同目标而努力。在职责上不能硬摊硬派，应该根据实际情况如公共物品的外溢性大小以及当地的财政实力进行科学设定，越是必需的公共卫生产品提供，越应该由更高层级的财政予以保障，同时要在明确事权的基础上做到卫生事权与财权相匹配。根据这一原则，实力相对雄厚、管理层级较高的中央和省级政府应当承担主要卫生支出责任，这与国际上大多数国家中央和省级政府卫生支出占总卫生支出较大比重的情况也是一致的。其中，中央政府应该提供基本公共卫生服务免费供给制度和全国性公共卫生事业的筹资责任，省级政府应该承担对本省地方病预防、公共卫生服务，常见病、多发病的疾病预防和控制等的补偿。对于财力相对薄弱的县、乡政府，可以根据实际情况，县一级承担较大份额的公共卫生服务，乡一级承担少量的、局部的和次要的公共卫生服务。

同时，各级政府应建立相互协调合作的机制，而不是各自为政，推脱责任。上级政府应肩负起对下级经济上的帮助和工作上的指导责任，下级政府也不应该只依赖上级政府的援助，而应充分利用现有资源，发挥主观能动性，尽最大所能地完成任务。

1.2.2.2 调整政府卫生投入的方式与重点

卫生经济的发展受到诸多因素的影响与制约，已经达成共识的是：应加大国家财政卫生总投入的规模与数量，优化政府财政卫生支出的方向和结构，中央和地方政府随着经济发展和财政收入的增加，将进一步加大对卫生事业投入的力度，重点支持公共卫生、农村公共卫生和社区卫生工作。

（1）规范政府投入的方式。政府卫生投入的方式可以有两种——政府一般预算拨款和专项经费投入。政府一般预算拨款主要是各级卫生行政部门和卫生事业单位的人头经费和办公经费。专项经费投入有两个方向：一是投向卫生单位，用于基础设施建设、设备购置等，增强卫生服务供给能力；二是直接投向广大群众，用于补偿广大群众的卫生支出，减轻群众的医药负担。直接投向广大群众需要一些载体，如新型农村合作医疗的投向载体是各级政府下设的合作医疗管理办公室（一般挂靠在卫生行政部门和乡镇卫生院），城镇职工基本医疗保险的投向载体是劳动保障部门下设的医疗保险管理办公室，大病救助的投向载体是民政部门。

（2）调整政府财政支出结构，加大公共卫生投入。随着经济发展和财政收入的增长，政府应逐步加大对公共卫生事业的投入。按照建立公共财政的要求，首先对现行财政支出结构进行调整，削减财政用于经济建设等方面的不必要投入，纠正政府"越位"现象，增加公共卫生等社会性支出；其次调整卫生投入结构，将卫生投入的重点向农村倾斜，加大政府在疾病预防事业中的投入，严格进行预防监督管理。另外，合理分配突发公共医疗卫生事件事前和事后投入的比例，提高这部分公共资源配置的效率，提高危机管理的应急能力。国家财政设置专项预算科目用于补贴落后地区的医疗卫生费用，甚至可以在税制改革的基础上，设置专项税收用于医疗卫生事业。核定各地区基本医疗服务总费用，列入中央财政的年度预算，按季度通过省级财政直接拨付给县级执行机构。为了确保公共卫生和基本医疗服务供给的稳定，必须改进各级财政的预算制度，对公共预算中的医疗卫生科目实行分账管理，禁止任何形式的相互挤占和挪用。此外，可以在中央和省级建立专门的医疗卫生基金，以应付各种不时之需，提高中央财政资金在公共卫生投入中的使用效益。

（3）加大农村卫生事业政府投入力度。提供公共卫生产品是政府的基本职能之一，这是推进人类健康和社会可持续发展的基本保证。世界银行提出，"政府基于公共卫生的公共产品特征以及公共卫生及其基本医疗保健对穷人减轻贫困重要性，应当在医疗卫生部门发挥主要作用，并用以指导医疗卫生体系的改革。"① 但在新农合制度建立以前，中国在农村医疗卫生事业发展中遇到的主要问题，并不像政府在其他社会事务的管理中那样，管得过多，反而是政府职能严重弱化和不足。所以，在农村医疗卫生体系的建设中，虽不能排斥市场的作用，甚至未来还要在一部分领域引入市场机制，但当务之急是要强化政府作用。

政府可以根据农村医疗卫生事业发展中遇到的主要问题设置农村医

---

① 世界银行. 2004 年世界发展报告：让服务惠及穷人 [M]. 北京：中国财政经济出版社，2004.

疗卫生事业的专项资金投入，建立和完善转移支付制度，缩小地区间公共医疗卫生资源配置的非均衡性，特别是进一步缩小城乡之间公共医疗卫生支出的差别。具体而言，应进行农村卫生机构的组织变革，根据各地区的不同情况，实施不同形式的农民健康保障。如东部发达地区农村可以实行不同形式、不同水平的农民医疗保险，中西部贫困地区农村，通过中央政府转移支付来扶持农村医疗卫生服务设施和供给体系建设，实施贫困人口的医疗救助。与此同时，对农村卫生人员进行实用技术培训，积极开展社区卫生服务，重建乡、村卫生机构与社区的卫生服务中心。

1.2.2.3　完善转移支付制度

我国财政转移支付制度的最终目标，是实现全国各地公共服务水平的均衡化，即使各地政府能够提供基本的、最终大致均衡的公共物品和服务。但是目前的转移方式维持了原有的财政资金配置格局，缺少较为合理的分配标准和规范的运行机制，并没有达到均衡各地公共服务水平的目的。因此，需要进一步完善财政转移支付制度，保证基本卫生服务的均衡提供。

第一，在转移支付的模式上，由于中央政府的财力有限，可以在加强自上而下的纵向转移支付模式的同时，加快发展横向转移支付模式，即地方政府直接进行财政的转移支付，来实现各地区间财政能力的均衡。第二，在资源有限的情况下，优先对那些最基本、最必要的公共服务项目进行评估，在这些项目上实现全国各地服务水平的均衡，在此基础上再根据实际条件扩大转移支付的范围。第三，在现行的财政体制和转移支付制度下，加大转移支付的力度，重点增加中央对地方财政用于卫生服务提供基本能力建设、疾病预防控制、妇幼保健以及基层卫生的专项拨款，加大对县乡等基层政府的支持力度。

1.2.2.4 完善投入监督机制

为保证财政投入政策落实，需要建立一个完善的控制和监督机制。政策执行中若出现偏差，有可能是政策制定时就不完善。只有政策本身是科学完善的，才具有权威性和指导性。一方面，政策执行者的行为有章可循，不会由于政策空白而随意发挥；另一方面，监督者根据政策要求制定评价指标进行监督、考核和问责，对执行情况进行事中和事后控制。因此，制定一个全面、明确的政策是政策目标能够有效落实的前提和基础，也是对政策执行事前控制的重要部分。在财政投入政策的制定上，应在进行调研、论证、广泛听取群众意见的基础上，对投入责任、资金的分配、补助的方式、资金在不同层级间的流动以及最终的落实到位等环节进行科学研究，给予明确规定，使资金从预算到拨付到落实有一套完整的程序和责任划分。制定的政策还应具有一定的刚性和持久性，已制定好的原则、框架不能频繁修改，同时对已有的政策体系要实行动态管理，随着实际情况的变化对政策的具体内容不断修改和完善。

第2章　医疗服务供给公益性的评价体系

中国的医疗卫生体制改革之路正在经历着艰难而又坚定的大转折，转折的背后体现着价值理念的重整：公平正在取代效率成为医疗卫生体制改革的主导价值理念。虽然如此，分歧依然存在，其焦点则是公平价值内涵的界定。医院的公益性是实现医疗服务供给公平的重要基础，由于医疗服务公平的价值内核存在争议，医院公益性的具体含义也就无法确定，在实践中也无法对其客观评价。本章拟在对几种常见公平价值观进行比较的基础上，探讨医疗服务公平的价值内核，并以此为基础明确医疗服务供给公益性的内涵及其评价指标体系。

2.1　公平价值观及其比较

价值理念是进行价值判断的基础。不同的研究者秉持的价值理念往往不同，这种不同既有价值内核的根本差异，也可能表现为价值理念表达用语的差异。以表达公平价值理念为例，公平、公正、平等、均等、正义等词汇都有使用。这些词汇中，有的能够独立表达一种完整的价值理念，而有的则只能体现一种价值理念的部分含义，甚至有些只是其他表达方式的替身。多种词汇的共用，如果不能体现其各自的价值内核，很有可能造成认识上的偏差及混淆，因此有必要进行一个系统的比较、鉴别与梳理。以研究者秉持的核心价值理念为依据，公平价值理念大体上可以区分为三种：正义、公平和平等。

2.1.1 正义

"正义"是历史上出现得比较早的用来评价或判断社会分配特征的词汇。在古希腊，正义是被作为社会首要的价值基础来看待的，众多的古希腊哲学家也都从自己的立场出发对正义的具体含义进行了阐释。如柏拉图认为，正义应是一种人类美德的道德原则，体现为"各占其位、各取其份"[①]。梭伦也认为正义是"给一个人以其应得"[②]。亚里士多德发展了正义的概念，将正义与法律联系在一起。亚里士多德的这种认识实际也体现了古希腊哲学对正义的传统认识，即认为正义的最初含义就是公民依法行事。伊壁鸠鲁、霍布斯、斯密等都将履信守约看作正义行为的准则，此后的思想家也都将正义视为法的目的和衡量法律优劣的标准。[③] 在此基础上，马克思和恩格斯对正义内涵的认识既有继承又有发展：一方面接受正义与法律内在关系的认识，认为："从根本上说，正义是一个法的概念或法律概念，是一个与法律和据此法律享有的权利相联系的概念。"[④] 另一方面又提出正义是以人的尊严、自由和平等为基础的。

可以看出，正义作为一个标志合法性和合理性的政治哲学范畴，其核心意思是给予每个人应得的东西。从正义理念出发，我们如果要判定

---

① 柏拉图著. 郭斌，张竹明译. 理想国（第1~5卷）[M]. 北京：商务印书馆，1997.

② 冯颜利. 公平（正义）研究述评[J]. 哲学动态，2004（4）：14-17.

③ 转引自：姜涌. 马克思恩格斯的公平正义思想研究[J]. 广东社会科学，2004（3）：61-66.

④ 马克思恩格斯选集（第二卷）[M]. 北京：人民出版社，1995：31-32.

一个社会是否公正，就是要看这个社会中个体政治权利的所得与其应得是否对等。对等的就是正义的，不对等的则是非正义的。这其中，个体的所得是一个实证概念，计量结果相对比较客观，但作为参照标准，"应得"应该是多少则取决于评判者的主观判断。因此，正义理念的价值内核具体体现为如何界定"应得"这一概念或标准。由于正义"是一个与法律和据此法律享有的权利相联系的概念"，因此可以认为正义概念中"应得"在社会个体间的配置原则是由当时的法律体系给出的。凡是符合法律规定的，即为正义，否则就是非正义。考虑到法律的社会契约属性，正义理念与法律的依存关系实际上印证了休谟关于正义的基本观点："正义是一种社会契约。"①

2.1.2 公平

在现代社会中，法律面前人人平等的理念不但在认识层面已经深入人心，在实践领域也得到了较好的贯彻，所以，政治权利配置平等不再是公平价值理念讨论的中心议题，人们对社会分配的要求已经转向经济资源配置领域。公平理念恰恰是一个与经济资源分配密切相关的概念，其核心思想是通过承认并接受经济分配结果的差异化来追求社会生产过程的高效率。正如亚里士多德所说，公平应当是"同样的情况同样对待，平等的应当平等对待，不平等的应当不平等对待"②。这种认可结果差异化的公平理念体现了其自由主义的价值内核。除此之外，罗尔斯、诺齐克等的公平观也是以自由主义作为基本出发点的。这种自由主义的公平观，主张过程公平，强调机会均等、按劳分配，反对结果平等。这

---

① 转引自：姜涌. 马克思恩格斯的公平正义思想研究 [J]. 广东社会科学，2004（3）：61 - 66.

② 洋龙. 平等与公平、正义、公正之比较 [J]. 文史哲，2004（4）：145 - 151.

些观点与中国古代哲学家荀子"不平即公平"的思想也是高度契合的。

虽然在价值内核上秉承公平理念的思想家们都主张通过分配结果的不均等来实现激励，但在哪些不均等可以接受、哪些人应该多得、哪些人可以少得等问题上，不同历史时期的思想家的认识仍是有区别的，这体现了公平理念的历史属性。对此，尼尔森指出："任何公平原则都不是超历史的、永恒的，即使在一个特定的历史时期，也不能断言只有一套指导集体行动的公平原则是唯一合理的。"① 马克思、恩格斯也认为："人们对于公平的观念，不是抽象的，而是具体的；不是固定不变的，而是处于不断的发展变化之中的。"② 可见，社会公平的实现程度总是同一定的社会制度相关联，是一个历史的过程。

2.1.3 平等

平等的基本要义是"应得"作为结果对于所有人是一样，其实质就是追求社会分配结果的均等化。如：尼尔森的价值理念就是以平等主义为基础的，主张结果平等。此外，中国历史上曾经出现的"等贵贱、均贫富"的思想实际也是一种主张绝对平均主义的分配观。由于均等主张不同个体间分配结果的一致，在计量上存在客观的评价尺度，何为均等何为不均等不会存在理解上的分歧，因此，平等含义的界定不受时代、社会制度等条件的制约，其标准是永恒的。平等所坚持的人与人之间分配均等的主张，符合人权理念的基本追求，平等也因此被视为公平的最高境界。

平等理念认为每个人的"应得"应该是完全相同的。从人权伦理的

---

① 转引自：姜涌. 马克思恩格斯的公平正义思想研究 [J]. 广东社会科学，2004 (3)：61-66.

② 马克思恩格斯全集（第18卷）[M]. 北京：人民出版社，1995：310.

角度讲，这应该是一种最优的选择。但是，囿于现实条件的约束，这种对结果均等的追求不得不打一些折扣。这其中既有阶级观念的考虑，在更大程度上也是受制于资源稀缺的现实。资源稀缺产生对效率的追求，而要实现效率则必须强调激励。既然不同个体的努力程度及对社会所做的贡献必然不同，其应得也理应不同。此时，如果一味追求分配结果的完全均等必然是违背效率原则的，对促进经济的发展也是不利的。因此，在现实中，我们不得不对平等理念做出一些必要的限制和修正：一是平等理念必须以较高的经济发展水平为基础，如果某个社会、地区仍然是将经济发展作为第一位的目标，则不适宜坚持平等理念；二是平等理念既然无法做到完全均等，那么，哪些可以均等，哪些尚不能实现均等必须依实际情况选定一个优先序。

2.1.4　平等理念与正义、公平理念的比较

正义、公平与平等都是价值判断，适用范围不同、分析目的不同都会导致其判断的标准及结果之间的差异。

（1）分析框架的相似性。不管是正义、公平还是平等，都是基于权利和资源在不同社会成员间的配置而做出的价值判断和选择，都可以置于"所得"与"应得"的比较框架中进行分析。即个体的"所得"与"应得"是否相等是判断权利与资源配置是否符合公平、正义或平等价值理念的基本标准，而其中的关键则是对"应得"的定义。

（2）价值内核的对立性。运用前述的比较框架我们可以发现，公平与正义的价值内核基本接近，但与平等的价值内核却是根本对立的。公平和正义的立场都只要求权利或资源的配置必须要做到"所得"等于"应得"，至于依此理念分配后社会成员间的"所得"是否是均等的，并不在公平和正义理念的考虑范围之内。平等理念则与此根本不同，虽然

它也认同"所得"与"应得"的对应性，但更重要的是主张不同社会成员间"应得"的配置必须是等量的，即强调社会成员间分配结果的一致性。

价值内核的根本对立也导致了上述理念在历史属性上存在明显差异。公平、正义理念因涉及对"应得"内涵的定义而成为一个历史范畴，其"应得"是依据所处的社会制度及环境而定义的，是变化的而不是永恒的。在一个具体的社会阶段，公平、正义中"应得"的价值内涵是借助当时的法律制度予以定义的。而平等理念则能够超越特定社会和历史条件的束缚，将权利和资源分配的均等化作为最高追求目标，保证了其价值理念的一贯性，是永恒的。

（3）适用范围的差异性。从关注的分配领域看，正义侧重于政治权利的配置，公平和平等侧重于经济利益的分配。所以，正义理念显然并不适用于卫生领域。而平等与公平相比较，平等理念放弃了纯粹政治权利安排上的形式平等，倡导经济利益分配中的实质平等，顺应了社会分配实践的现实需要。同时，平等理念也摆脱了政治价值判断（如阶级差别、等级观念等）对社会分配的影响，纯粹从人权、伦理的角度出发提出权利和资源配置结果均等化的要求，符合社会成员对卫生服务等公共服务分配结果的基本诉求。因此，相对公平、正义，平等理念更加适合医疗卫生服务供给，特别是基本公共卫生服务领域的资源配置实践。

2.2 医疗服务领域的公平价值观

现有文献中，中外研究者对医疗服务领域的公平价值理念都有论述，其研究成果大致可概括为两个方面：一是关于医疗服务公平的概念界定与比较；二是关于医疗服务公平的价值理念取舍。

2.2.1　医疗服务公平的概念界定

世界卫生组织专家亚当·瓦格斯塔夫（Adam Wagstaff）和艾迪·冯·多斯拉尔（Eddy van Dorslaer）等人曾撰文进行探讨，认为医疗卫生领域的公平具体应划分为 3 个方面：卫生筹资的公平、医疗服务利用的公平和健康状况的公平。根据这一划分，将衡量政府对医疗卫生领域干预政策效果的健康状况公平指标排除后，医疗卫生领域的公平应该可以细分为卫生筹资的公平和医疗服务利用的公平两个方面。薛秦香等（2002）认为医疗服务公平的概念应该包括医疗服务提供公平和医疗服务筹资公平两层含义。李顺平和孟庆跃（2005）认为医疗服务公平性评价应该从健康公平、医疗服务利用公平、卫生筹资公平和医疗资源（包括大型设备）分布公平四个方面进行，但若将其中作为结果公平的健康公平排除，医疗服务供给过程中的公平则包括医疗服务利用公平、卫生筹资公平和医疗资源（包括大型设备）分布公平三个方面。

本书认为，医疗服务领域的公平可区分为过程公平和结果公平两个方面，其中健康公平属于结果公平，医疗服务供给与利用公平则属于过程公平。健康公平是医疗卫生体系改革发展的最终目标，医疗服务供给与利用公平是实现健康公平的基本途径，而医疗服务的可及性公平和筹资公平则是实现医疗服务实际利用公平的基本条件。因此，对医疗服务政策公平性的评价也应从卫生筹资和医疗服务供给两个方面进行。

2.2.2　医疗服务公平的价值理念

关于医疗服务政策的公平价值理念，世界卫生组织（WHO）和瑞典国际发展合作组织（SDIC）在 1996 年的一份倡议书《健康与卫生保健的公平性》（Equity in Health and Health Care）中提出了一个界定：公平意味着生存机会的分配应以需要为导向，而非取决于社会特权。王绍光认为，"理想的卫生服务体系应该是根据个人的支付能力来筹资并根据其需要来提供服务。"① 孟庆跃认为，"健康状况公平是指在不同的社会、经济、人口和地理环境的人群间，不存在可以避免的一个或者几个方面的健康差异。"② 可以看出，研究者对医疗服务公平价值理念的认识基本一致，即：医疗服务公平是指卫生资源和服务能够按照人们的需要进行配置和利用，不同收入的人群对资源和服务按照支付能力支付。就二者的关系来看，虽然医疗服务公平是影响健康公平的重要因素，但医疗服务的公平性追求的是一种获得（恢复）健康的机会公平，而不是追求健康结果的公平。在上述研究中，研究者都强调了机会均等在医疗服务公平中的重要意义，在实践中我们也可以发现，机会平等的公平价值理念也得到了全社会最大限度的认可。

将医疗服务政策的公平价值理念归结为满足医疗服务需要的机会均等，实际上是给出了医疗卫生领域干预政策的目标，但这显然还是不够的。机会均等的政策目标可以作为检验政策效果的标准，但我们永远也不能期望这种政策目标真正能够变为现实。正如本书在前面已经讨论过的，卫生资源的相对稀缺，将导致我们的医疗服务供给政策不得不打一些折扣，其结果就是获得医疗服务的机会在不同社会群体间的分配是不完全均等的。在政策实践中，我们能够容忍哪些社会群体可以获得更多的机会，哪些群体的机会少一些，这涉及政策制定者对医疗服务公平的更深程度地解析的问题，实际上也是一个在现实条件下的保健优先序的

---

① 王绍光. 政策导向、汲取能力与卫生公平 [J]. 中国社会科学，2005（6）：101 - 120.

② 孟庆跃. 中国卫生保健体制改革与健康公平 [J]. 中国卫生经济，2007（1）：9 - 14.

设置问题。

2.2.3　医疗保健优先权的设置

在医疗服务领域中，我们的政策奋斗目标是满足社会成员提出的医疗服务需求，以便能够最大限度地恢复或增进社会成员的健康状况。但显然，这种志向超出了我们当前拥有的资源所能支持的范围。资源稀缺的现实迫使我们不得不考虑将有限的资源优先投向那些最为迫切的需求，同时也不得不暂时放弃对另外一些需求的支持，至此，医疗服务政策中的平等理念选择问题实际上就被转化为一个医疗保健优先权设置的问题。

2.2.3.1　保健优先权设置的目标设定

对保健优先权进行设置必须考虑平等理念指导下的医疗服务政策的目标导向问题。一般而言，医疗服务政策的基本目标包括两个方面：提高居民总体健康水平和减少医疗服务利用中的不平等。我们需要弄清楚的是，这两个政策目标对保健优先权设置分别有什么要求？二者的影响作用是否一致？

提高居民总体健康水平的目标在实践中可以表现为两种实现形式：一是所有居民的健康状况都不同程度地得到改善；二是部分人群的健康水平得到改善的同时另一部分人群的健康状况恶化，但改善的程度大于恶化的程度。通常，伴随着经济的发展，居民的健康状况都会得到改善，虽然改善的程度会存在差异，但一般不至于出现部分群体健康状况恶化的现象。虽然如此，由于居民个体的先天健康禀赋差异加上健康改善程度的不同，健康状况在居民间的分布不均等就不可避免，这也促成了医疗服务政策中减少健康不平等这一政策目标存在的必要性。由于健康结果均等化的目标无法实现，所以医疗服务政策在减少健康不平等过程中的努力就主要聚焦在改善医疗资源配置过程中的不平等问题上。其中的基本逻辑是：在不存在政府干预的前提下，医疗资源配置借助于市场机制实现，此时资源配置的依据是经济支付能力，其配置结果是支付能力强的人得到了更多的医疗服务，支付能力弱的人则只能得到较少的医疗服务，所谓优者更优，劣者愈劣，最终必然导致健康状况的分化。而当政府介入医疗服务资源配置后，医疗服务资源配置的依据就会转变为以健康需要为主，淡化经济支付能力差异对医疗服务购买的影响，帮助经济支付能力较弱的人群更加方便、容易地获得所需的医疗服务，从而达到减少健康不平等的政策效果。

必须明确的是，我们分析的重点是两个目标哪个更重要而不是是不是相互支持的问题，也就是说，如果减少健康不平等的目标更重要，那么，即使为此牺牲一定的总体健康状况改进效果也是值得的。我国当前医疗卫生体制改革的实践已经告诉我们减少医疗服务利用中的不平等应该被列为首要目标。所以，基于公平价值理念出发的保健优先权设置的目标是：减少人们终生的医疗服务利用中的不平等，其衡量标准就是到其死亡为止所享受的预期质量调整寿命年龄（QALY）总数。

2.2.3.2 保健优先权设置中的政策含义

公平价值理念指导下的医疗服务政策目标可以被概括为在不均等中求均等，在均等目标下区分不均等。前者指目前的卫生资源分配是以经济支付能力为基础的，市场竞争的结果必然导致居民的支付能力是不均等的，因此基于经济支付能力配置的卫生服务也必然是不均等的。由于这种配置结果违背社会伦理，所以必须加以纠正，以实现卫生服务资源配置的均等化。后者是指，即便我们确定了均等化的分配原则，并不是说卫生资源的配置就是完全平均主义的，在分配时还是要确定一个优先序，只不过这种优先权是基于伦理主义出发的，而不再是单纯考虑经济支付能力。因此，保健优先权设置实际上也是一个伦理价值选择的过程。

在卫生资源分配伦理价值选择的过程中，政策制定者经常面临这样的困惑：不同主体所承担的社会角色是否能够或应该成为保健优先权设置的参照系？比如：是否能够接受一个科学家要比一个农民在其他条件相同时应该有更大的机会获得卫生服务？

在这种视角下，一项可能的政策目标是在优先权设置上，优先考虑那些更富有经济创造力的人士。如果采用这种观点，确能体现经济效率，但这样的政策实际上也就是认同经济地位优于人权，也等同于承认社会成员之间的不平等性。

所以，对卫生资源分配伦理的理解与选择应该建立在这样一种认识的基础之上，即："政策制定者们不能以某一个亚社会群体对社会所做出的贡献更大为理由而赋予他们保健优先权，保健优先权的赋予只能基于伦理性的主张，即认为某些具有个体特征的人士比其他人士更值得获得保健优先权"。① 换言之，所谓卫生资源公平分配的伦理也就是关注于以公平和平等的方式对待每一个个体。

2.3　公立医院公益性相关研究的评述

以公立医院公益性为主题的研究与我国医疗卫生体制的市场化改革相伴而生，特别是新医改以来，研究者分别从经济和社会的视角对公立医院公益性的概念进行具体化阐述，并试图对财政补助公立医院的公益

---

① 艾伦·威廉姆斯. 保健政策中的经济、伦理与公共性 [J]. 国际社会科学杂志（中文版），2000（3）：33 – 50.

性绩效进行评价。

2.3.1 公立医院公益性的定义

对公立医院公益性定义的研究经历了廉价论、低费论、负担论、收益论等不同认识阶段（赵云、叶靖，2015），分析的视角涵盖了医疗服务的价格、服务对象、公共产品属性及老百姓的健康权等多个方面，并以此为基础将公益性区分为机构的公益性、产品的公益性、服务对象的公益性和区域的公平性（严妮等，2015）。虽然邓大松、徐芳（2012）的研究发现"提供可及、适宜的卫生服务并产生良好的健康结局"是认同者最多的关于公立医院公益性的概念界定，但总体来看，公立医院公益性的定义一直"没有得到明确界定"（顾昕，2012；吴敬链，2012）或尚未形成共识，由此也导致了"对公立医院的定位及如何实现公益性认识不清"（国务院医改办调研组，2013）。

2.3.2 财政补助与提升公立医院公益性的关系

政府卫生投入下降、公立医院补偿机制扭曲通常被视为公立医院公益性淡化的主要原因，多数研究者也认为合理的财政补助机制是公立医院回归公益性的前提条件（龚勋等，2011；张仲芳，2013），但争议在于有研究者认为财政投入的增加并不必然带来公立医院公益性的回归。如朱恒鹏等（2014）认为将政府卫生投入与公立医院公益性捆绑体现了医院和政府卫生部门自利性的特点，具有规避责任和扩张权利的内在驱动。实证研究提供的反对依据是：从横向比较的角度看，国外研究者（Capp，2003；Gaynor & Vogt，2003；Gaynor & Town，2012）的研究都得出了营利性医院和非营利性医院之间的定价行为没有显著差异的结论，国内研究者（孙洛平、刘冬研，2013）的研究也发现公立医院与民营医院的经营行为没有本质的区别。

2.3.3 公立医院公益性的评价

公益性是公立医院运行绩效评价的重要维度，多数文献（刘海英等，2010；王箐等，2013；刘自敏等，2014）把对公益性的评价与测量内含于公立医院的产出效率评价研究中，并以此评价卫生财政投入的综合绩效（王宝顺、刘京焕，2011；刘自敏等，2012），随着医改对公立医院公益性重视程度的加强，专门以公立医院公益性为评价对象的文献开始增多（郑大喜，2010；董云萍等，2010；柯雄等，2013；熊季霞、周敏，2014；黄明安等，2014；张志强等，2015）。在评价指标的选择上，多数研究文献从患者视角出发，主要从医疗服务质量、就医费用、社会满意度等维度选取评价指标（周敏等，2012；刘春平等，2013），也有文献（董云萍等，2010；熊季霞等，2014）将政策任务完成情况及社会效果、社会慈善服务提供情况等纳入了公益性评价指标体系，评价结果则褒贬不一。

2.3.4 政府卫生支出绩效的评价方法

关于政府卫生支出绩效的评价模型，普拉丹（Pradhan，1997）提出采用社会成本 – 效益分析法和利益归宿分析法对卫生财政支出的配置效率进行评价。世界卫生组织（WHO）在 2000 年提出了卫生系统绩效评价的框架方法，明确了卫生绩效评价的 5 大目标及其衡量指标①。

实证研究方面，国外文献多为对卫生系统的绩效进行评价，专门针对政府卫生支出绩效评价的实证研究并不多（Kim & Moody，1992；Musgrove，1996）。国内学者的研究则既有对政府卫生支出的综合绩效评价（张宁、胡鞍钢等，2006；韩华为、苗艳青，2010；孙菊，2011；代娟等，2013），也有以公立医院为研究对象的产出效率评价（刘海英、张纯洪，2010；王宝顺、刘京焕，2011；刘自敏、张昕竹，2012；王箐、魏建，2013），但专门以公立医院公益性实现程度为评价对象的实证研究并不多见。

在具体评价方法上，基于公立医院产出绩效的评价多采用 DEA 方法（Valdmanis，1992；姚红、胡善联等，2003；Gattoufi, et al.，2004；庞瑞芝，2006；韩华为等，2010；刘海英等，2010；王宝顺等，2011；刘雅倩等，2011）。也有研究者采用了 SFA 方法（Annika, et al.，2007；Ludwig, et al.，2009；李湘君等，2013；王昕天，2014；刘自敏等，2014），在构建生产函数的基础上分析医院从投入到产出的技术效率。在专门进行公立医院公益性评价的文献中，应用较为广泛的方法还有逼近理想解排序法（TOPSIS）（赵明、马进，2009；董云萍等，2010）和层次分析法（柯雄等，2013）。

总体而言，现有文献使公立医院公益性的价值理念不断趋于收敛，公立医院公益性的评价指标和评价方法得到了不断的发展和实证检验。但总体上，研究者对公立医院公益性的价值内核认识仍不统一、不具体，虽然大部分文献认可财政投入有助于公立医院公益性的提升，但基本停留在定性判断阶段，研究结论的实证依据尚不充分。特别是在评价指标体系的设计上，现有文献没有针对不同层级医院的功能定位差异进

---

① 世界卫生组织提出应当从健康期望寿命、卫生系统反应能力、卫生费用支出公正性、卫生系统的总目标、人均卫生费用五个方面对卫生系统绩效进行评价。

行评价指标体系的差异化设计，现有评价指标体系中反映服务产出的指标较多，而真正体现社会效果的结果性指标较少，评价结果不能直观反映财政补助政策的社会公益目标的实现程度。

抑制医药费用的不合理增长是2009年启动的新医改的核心目标，但如何控制医药费用的不合理增长却是一个世界性难题。实际上，医药费用的决定是一个系统性问题，既有经济因素的影响，也与社会体制、医疗文化等密切相关，财政投入水平既不是唯一因素，甚至不是一个主要影响因素。但从绩效的角度看，财政的巨额投入仍是以引导公立医疗服务供给体系回归公益性、纠正医疗行为、控制医药费用增长为直接目标的，无论是政府还是社会民众，都希望财政投入能够在短期或中期带来公立医院收入结构优化、医药费用增长速度放缓的效果。所以，对财政投入促进公立医院的公益性效果进行定量评价，既是对医改路径有效性的一种验证，也是对民众期盼的回应。

2.4　公立医院公益性的价值理念

坚持公立医院的公益性是实现医疗服务供给公平的基本前提。公立医院是我国医疗服务体系的主体[①]，针对公立医院运营体制的改革，《中共中央　国务院关于深化医药卫生体制改革的意见》中明确提出了"政事分开、管办分开、医药分开、营利性和非营利性分开"的总体改革要求，其中，"非营利性"在改革实践中被解释为"公益性"，并被进一步理解为公立医院的办院目标（苗红军等，2009；俞卫，2011；王硕，2014）。目前，社会对"公益性"的认知仍未能达成一致，存在若干认

[①] 李玲，江宇，王敏瑶，等. 我国公立医院管理考核的现状、问题及政策建议 [J]. 中国卫生经济，2010，3（5）：12 – 16.

识误区，这种理念上的分歧可能导致公立医院改革发生方向性偏差，削弱公立医院在医疗服务递送体系中的地位与作用，并最终影响医改政策目标的实现。

2.4.1 公益性的概念界定

公益是相对于私权而言的。① 公益就是要使公众受益，至少要使所服务的对象受益。受益是一个非市场交换的概念，可以从以下两个角度解释：第一，消费者如果是通过市场、按照等价交换原则、以正常市场价格获得商品或服务，不能视为受益，所以，从需求满足的方式理解，受益是指消费者以低于市场公允价格或免费的方式获得某种商品或服务；第二，市场机制决定的资源配置状态往往是非均衡的，某一区域的消费者即便愿意付出正常的市场价格也可能无法获得他们所需要的医疗服务，如果此种情况存在，受益的含义就应当包括消费者无论位于哪个地域，都能有平等的机会获得质量和价格基本一致的医疗服务，即公平受益。

所以，公众受益、公平受益是公益性的基本要求，其中，保证公平受益应成为公益性的价值核心，只有以"平等地对待平等""不平等地对待不平等"② 才能实现真正的公平。

坚持公益性实质上是一个机构运营的目标导向，与非营利性、效率等其他运营目标导向相比，既有本质上的差异，也存在一定的相关性。

---

① 吴新华. 公益与私权之辩 [J]. 中华商标, 2007 (3)：5-8.
② 汪维宏. 论卡尔·波普尔的过程平等观——以《开放社会及其敌人》为中心 [J]. 江海学刊, 2013 (2)：206-210.

2.4.1.1　公益性与非营利性

公益性和非营利性都可以成为社会组织的经营目标，但两者的价值内涵并不完全重合，也不是共生共存的关系。非营利性组织必然能体现公益性，但实现公益性并不一定必须坚持非营利性。

非营利性原则是基于供给主体获利角度而言的，即不能以是否营利为标准来决定某项服务是否提供，一项公共服务在供给时可能无法取得市场收入或者收入不足以补偿成本，但只要是满足社会公众利益所必需的，就不能因为无法营利而放弃提供。

严格来讲，公益性并不排斥营利性，只要一个组织能使公众以低于市场价格获得所需要的服务，并且兼顾了服务供给的公平性，我们都应认为这个组织是具有公益性的，而不管它是否从服务提供中获得了盈利。从这个意义上说，不同组织间的公益程度是存在差异的，一个组织为公众利益放弃的个体经济利益越多，其公益性就越强。如果一个组织在为社会公益努力的同时不愿意放弃自己的全部个体利益，它就可以同时具有公益性和营利性，如果它愿意为公益牺牲自己全部的个体利益，在运营中完全不再考虑营利问题，那么这个组织就实现了公益性与非营利性的统一。

简而言之，公益性是基于服务的供给方式而言的，一些关乎民生的公共服务可被强制要求在供给中保证公益性；非营利性是基于组织的营利特征而言的，社会组织可以根据其所有权属性或经营目标选择成为非营利性组织。

2.4.1.2　公益性与效率

强调公众受益、公平受益并不意味着公益性组织不需关心支出效率。如果某项服务必须依据社会公平受益的标准提供，在资源稀缺的背景下，供给主体仍需努力追求此项服务供给成本的最小化，利用市场竞争规则降低成本耗费。可见，公益性的实现依赖于效率提升，服务供给过程的效率越高，组织就越有能力体现更大程度的公益性。但同时，体现公益性与追求效率又不是完全相容的，这就要求组织预先设定决策原则的优先序，如果是提供公益性的服务，就需要将保证公益性的决策目标置于效率原则之前，而对于不要求公益性的产品供给，则应首先考虑以效率原则决定资源配置。

2.4.1.3 医疗服务供给的公益性

与一般公共物品相比，大部分医疗服务项目并不具备"非竞争性""非排他性"的特征，但由于其关系公民基本健康权的保障，已经被越来越多的政府纳入了公共物品供给的范围，对其供给公益性的考量也日益成为政府关注的重点。本质上，医疗服务供给的公益性与一般公共物品的公益性并无二致，其核心要求仍在于两点：供给价格低于市场价格以及资源配置的均衡性。由于医患之间的信息不对称，避免过度医疗也成为医疗服务供给公益性的重要诉求点。

我国自2009年开始强力推进的新医改的核心目标仍是降低医药费用水平。从这个角度看，医疗服务供给的公益性主要体现为医疗服务的供给价格应低于市场机制所决定的价格。价格降低了，已经具备一定支付能力的人能够获得数量更多、质量更好的医疗服务，而那些不具备相应支付能力的人则有更多的机会获得必要的、基本的医疗服务。

促进医疗服务的均等化供给也是新医改的重要目标之一，但如果价格仍是医疗服务配置的主要手段，不同人群间的社会经济因素差异会导致医疗服务配置的差异，从而使具有相同需要的人得不到相同的医疗服务，这不符合按需配置的均等化供给要求。降低医疗服务供给价格，弱化价格在医疗服务配置体系中的作用，对于特定的医疗服务（如基本公共卫生服务）采用按需配置的方法，能够有效改善医疗服务供给的可得性和均等化程度，改善医疗资源配置的公平性状况。

2.4.2　关于公立医院公益性的认识误区

过于强调市场化是我国上一轮医改不成功的主要原因。[①] 但是，要纠正这一错误的改革导向绝非易事。事实上，市场化导向带来的医疗服务供给体系建设历史上的"辉煌"，使很多人仍很留恋医疗服务供需决定的市场化思维。新医改推进已近十年，市场化思维仍干扰着对公立医院公益性的认识，甚至形成了若干认识误区。

2.4.2.1　将公益性等同于非营利性

当前，一种比较普遍的认识是，公立医院只要坚持了非营利性就是实现了公益性，这种观念实际上是将公益性等同于非营利性。公益性是产品或服务的供给特征，非营利性是产品（或服务）供给主体的经营属性，二者存在本质上的区别。就医疗服务而言，追求医疗服务供给的公益性不一定要以放弃供给主体的营利权利为前提，反之，一个不营利的医院也不一定能保证其医疗服务供给的公益性。但不容否认的是，对公立医院而言，坚持非营利性，将本来可以获得的利润回馈给社会或患者，的确可以提高医疗服务供给的公益性程度。

---

① 国务院发展研究中心课题组. 对中国医疗卫生体制改革的评价与建议［J］. 中国发展评论，2005（1）.

2.4.2.2　以优质服务理念代替公益性

现在，也有部分医院在改革过程中强调优质服务理念，如推行预约挂号服务、改善就诊条件、强化特色和优质服务等，并以此作为医院公益性的表现。这种锦上添花式的服务供给固然重要，但与雪中送炭式的公益性要求仍有根本性的差异，特别是优质服务的供给成本仍会摊入医疗服务的价格，增加了社会弱势群体的医疗费用负担，反而可能削弱了医疗服务的公益性。

2.4.2.3　以公益性为名限制医务人员待遇的合理增长

"人民群众得实惠、医务人员受鼓舞"是本轮医改的重要方针。目前部分医务人员待遇水平低是不争的事实，新医改正是要通过分配体制的改革，激励医务人员提升医疗服务的供给效率，并最终达成降低医疗服务价格的目标。但是改革中，却出现了将公益性与医务人员经济收入关联的思想，认为医务人员追求高收入与公立医院的公益性特征是相违背的。这种思维是把医务人员的工作积极性与逐利性等同，混淆了医务人员运用适宜医疗技术取得合理收入与通过大处方、过度检查等不规范诊疗行为获取不当收入之间的关系，实际上是以公益性为名剥夺了医务人员获得合理经济收入的权利。

把"医疗服务供给的公益性"错误地理解为"公立医院的公益性"是导致上述认识误区的根本原因。新医改倡导"公立医院回归公益性"，是指公立医院应该充分利用政府提供的卫生资源，逐步转变基本医疗服务供给中以追求经济利益作为资源配置第一准则的错误倾向，保证基本医疗服务的公平可及。过于强调"公立医院的非营利性"，既有本末倒置之嫌，又阻碍了公立医院运营过程中对市场机制的运用，使基本医疗服务的公益性成为"无根之木、无源之水"，反而不利于医疗服务供给公益性的实现。

2.4.3　公立医院公益性的核心内容

结合前文分析，本书认为公立医院公益性的核心内容至少应包括以下几个方面：

（1）保证基本医疗服务供给价格的适宜性。即以相对市场价格更低的价格提供等质的医疗服务，根据政府资助的程度及要求，这种公益性也可体现为公立医院以政府规定的价格向社会提供基本医疗服务。

（2）不以市场回报作为医疗服务供给的决定性因素，通过医疗资源的合理配置促进基本医疗服务供给的均衡性。

（3）承担社会责任。包括提供卫生保健、康复治疗和健康教育；应对公共卫生事故；进行医学教育和研究；支持其他政府职能等。

2.4.4　实现公立医院公益性的理论路径

医疗服务供给的公平对于保障社会成员的基本生存权、提高社会整体健康水平具有重要意义，这是社会要求实现医疗服务供给公益性的基本出发点。对医院而言，公益性存在一般公益性和特殊公益性的两个细分概念。一般公益性包括医疗机构应承担必要的社会责任和义务，遵守职业操守和行业准则；特殊公益性包括医疗机构有责任向社会提供安全、有效、方便、价廉的基本医疗服务。一般公益性的实现主要通过政府加强行业监管来实现，特殊公益性则需要以政府的投入为前提。

公有产权、行政主导的资源配置体系、非营利性的经营目标模式是公立医院的基本特征，这些特征虽然使公立医院在市场竞争中遭受体制僵化的诟病，但从公益性实现的角度看，却使其具有明显的体制优势。

虽然公立医院的产权共有性质不应被理解成要求公立医院必须实现公益性的理由，但国家的投入却是决定公益性能否实现和实现程度的必要条件，在现有医疗服务供给体系中，公立医院无疑是促进医疗服务供给公益性的最佳平台。

要实现公立医院的公益性，应当遵循以下基本路径：

（1）政府明确公立医院的公益性实现标准。公立医院的公益性在本质上是一种社会契约。这意味着公益性不能强制要求，政府的财政投入与公立医院体现医疗服务供给公益性之间是一种建立在利益等价交换基础上的契约安排。也正因为此，公立医院公益性的实现程度是由政府投入水平和使用效益所决定的，政府投入水平从根本上决定着医院的公立属性，因而，也从根本上决定着其公益性质和水平。

基本医疗服务的公益性最终体现在医疗服务的供给过程和结果中。政府应明确规定公立医院公益性医疗服务的供给标准、考核办法及补贴标准，公立医院是否达到公益性的服务供给要求及其达成程度应成为公立医院获取政府持续资助的前提条件。

（2）实现公益性与营利性经营活动的分离。"公益性并不排斥市场化。"① 在政府强制要求公立医院体现公益性的政策背景下，医院基于盈利的需要，固然可以按照政府的要求体现基本医疗服务供给的公益性，但也有能力将公益服务的供给成本转嫁给一般医疗服务，最后会推高医疗服务价格。避免此情况出现的方法是实现医院的公益性职能与其正常经营行为脱钩，公益性服务的供给成本由政府予以补助，其他一般医疗服务则由医院按照市场规则提供。公益性供给行为与营利性经营活动分离的好处是：如果将政府的公益性要求剥离，公立医院就可变成是国有资本投资的市场运营主体，可以在国有资产管理机构管理框架下，按照

---

① 新华社. 世卫组织总干事论医改：大方向正确 关键在落实［EB/OL］. 中央人民政府网站，2009 –04 –09. http：//www. gov. cn/jrzg/2009 –04/09/content_1280853. htm.

市场机制对其国有资本使用效率进行监管。

（3）运用政府购买机制提高公益性服务的供给效率。医院提供公益性服务会导致支出无法通过正常的市场交换获得回报，因此必须由政府来买单，但服务供给过程则可借助市场化手段促进医院公益性服务的供给效率。这就要求政府在确定对公立医院的补助标准时，根据公益性服务的供给类别制定有竞争力的补助标准，对那些有市场价格可参照的服务，以平均市场价格为基础扣除合理利润后给予补助，没有市场价格可参照的，则以其合理供给成本为基础进行补助。政府的财政补助应以弥补医院的平均供给成本为限，医院实际供给成本低于政府补助的部分允许结余留用，实际供给成本高于政府补助标准的医院则会被淘汰出局，以此鼓励公立医院通过内部资源的优化配置提高供给效率。

（4）借助需方力量实现对服务质量的监管。医疗服务供给的公益性基于供给方的努力而实现，公益性效果则应当由需方进行检验和评判，评判的重点是医疗服务的质量和价格，并应通过需方的市场力量来实现，特别是要借助付费机制的改革，强化医保机构在医疗服务供需决定中的主导地位。同时，政府也积极引导医疗资源的均衡化配置，加强对医疗服务质量及价格的监管，且重点是对质量的监管，实现基本医疗服务供给的低价、公平。

第3章 公益性导向下的公立医院改革实践

党和国家一直关心广大人民群众的卫生和健康问题。中华人民共和国成立后，我国政府从国情出发，努力构建具有中国特色的医疗服务供给体系，但囿于社会体制与经济发展水平的限制，医疗卫生事业发展缓慢，医院办院体制僵化、医疗服务供给水平低、供给能力不足的问题较为突出。在此背景下，通过改革提高医疗卫生服务的供给能力和水平就成为改革开放之初政策制定者面临的必然选项。

但市场化导向的改革不可避免地导致医药费用过快增长，严重影响了医疗服务利用的公平性，威胁社会和谐发展进程。因此我国 2009 年以来的新医改将控制医药费用的不合理增长作为核心目标之一，而倡导公立医院回归公益性则是其中的重要改革导向。为此，国家投入了巨额财政资源，先后推进了基层医疗卫生服务体系、县级公立医院、城市公立医院等重要改革。本章拟通过对公立医院改革实践的回顾与梳理，总结改革经验与教训，为下一步改革措施的优化提供建议。

3.1 在争议中前进的我国医药卫生体制改革

改革开放以来，我国先后进行了两轮大规模的医药卫生体制改革，虽然总体目标都是改善医疗服务供给的数量和质量，促进人民健康水平的提升，但囿于不同时代的经济社会发展环境，两轮改革的基本指导思想和改革侧重点存在较大差异，由此产生的改革成效也显著不同。

3.1.1 1979~2008 年：市场化的改革实践与医疗卫生服务属性的争论

1979 年，时任卫生部部长钱信忠借鉴其他行业改革的成功经验，提出"卫生部门也要按经济规律办事"。[①] 1979 年 4 月 28 日，卫生部、财政部、国家劳动总局联合发出《关于加强医院经济管理试点工作的意见的通知》，提出"国家对医院的经费补助准备实行'全额管理、定额补助、节余留用'的制度。病人欠费基金、大型设备购置、房屋大修专款不包括在定额补助之内，每年根据财力可能专项安排。"由此，中国拉开了公立医院以经济管理为重点的改革大幕。

但自改革伊始，关于医疗卫生体制改革的方向性问题就存在着激烈的争论，争论的焦点就是医疗卫生事业的生产性和福利性问题。一派的观点认为医疗劳务具有生产性，因此应当重视医疗服务的生产性，医疗服务必须通过收费实现价值补偿；而另一派则认为公立医院应该兼顾社会效益和经济效益，并以社会效益为主。最终，放权让利的改革开放主基调使"市场化"成为当时公立医院改革的基本方向。

但在以市场化为主要方向的改革进程中，对医疗卫生服务公益性的探索与追求一直没有停止。1997 年，《中共中央、国务院关于卫生改革与发展的决定》发布，明确指出"我国卫生事业是政府实行一定福利职能的公益事业"。并通过努力增加对卫生事业的投入、认真落实对政府

---

① 曹荣桂. 中国医院改革 30 年——历史进程、主要成就与面临的挑战 [J]. 中国医院，2008（9）：1-8.

举办的非营利性医疗机构的财政补助政策等，努力降低医疗成本，控制医药费用的不合理增长，减轻人民群众的就医经济负担。2003 年，SARS 疫情的突然爆发及其对我国基本公共卫生体系带来的巨大冲击，引发了理论界对医疗卫生服务公平性的反思和讨论。有研究者指出："以市场为导向的医疗改革把曾经依靠国家财政补助的公立医疗机构转变为利润追逐者"。[①] 也有人指出："医疗服务的双重价格体制不但没有改善服务的可及性，反而抬高了就医的门槛，破坏了卫生保健体系的公平性"。[②] 2005 年，国务院发展研究中心与世界卫生组织合作的研究报告《中国医疗卫生体制改革》做出了"目前中国的医疗卫生体制改革基本上是不成功的"的结论。2006 年，针对医疗服务的社会公平性差、医疗资源配置效率等突出问题，时任卫生部政策法规司司长刘新明明确提出，解决社会上普遍出现的"看病难、看病贵"问题，主要靠政府，而不是放任医疗体制改革走市场化道路。

2006 年关于医改方向的激烈争论得到了党和政府的积极回应。2006 年 10 月 11 日，党的十六届六中全会通过《中共中央关于构建社会主义和谐社会若干重大问题的决定》，提出了要"坚持公共医疗卫生的公益性质"。2006 年 12 月 8 日召开的中央经济工作会议再次强调要"坚持公共医疗卫生的公益性质"。2007 年 10 月，胡锦涛在党的十七大报告中对中国特色社会主义卫生发展道路做出了明确表述，明确了我国卫生事业发展的方向。2008 年，时任卫生部党组书记、副部长高强则对中国特色社会主义卫生发展道路作了具体的阐述，强调要"坚持公共医疗卫生的公益性质""强化政府责任和投入""建设覆盖城乡居民的公共卫生服务

---

① 转引自：《致敬改革开放 40 周年，中国卫生与健康事业大事记》 [N]. 搜狐网，http://www.sohu.com/a/283793011_661277.

② 杨团，施晓育. 治理与规管——试析如何走出医疗卫生改革困境 [J]. 江苏社会科学，2006 (5)：82 – 88.

体系、医疗服务体系、医疗保障体系、药品供应保障体系"，从而为公立医院的改革与发展指明了方向。

3.1.2　2009 年至今：重擎公益性大旗的新一轮医药卫生体制改革①

2009 年 1 月，国务院常务会议通过了《关于深化医药卫生体制改革的意见》和《2009 - 2011 年深化医药卫生体制改革实施方案》，标志着新医改方案正式确定并开始推进实施。

2009 年开始实施的新医改，吸取上一轮医改不成功的经验教训，放弃了全面市场化的改革导向，强调"从改革方案设计、卫生制度建立到服务体系建设都要遵循公益性的原则"，确立了"保基本、强基层、建机制"的改革框架，在实施路径上，坚持"政府主导与发挥市场机制作用相结合"。其中，坚持政府主导，就是要强化政府在基本医药卫生体系中的责任，加强政府在制度、规划、筹资、服务、监管等方面的职责，维护公共医疗卫生的公益性，促进公平公正；同时，注重发挥市场机制作用，促进有序竞争机制的形成，提高医疗卫生运行效率和服务水平、质量，满足人民群众多层次、多样化的医疗卫生需求。

2009 年的新医改方案明确了公共卫生服务体系、医疗服务体系、医疗保障体系、药品供应保障体系、医药卫生管理体制、多元卫生投入机制等方面的改革任务。在公立医院管理体制改革方面，专门强调了要从"有利于强化公立医院公益性和政府有效监管出发，积极探索政事分开、管办分开的多种实现形式"。为保障公益性的实现，医改方案中强调要"确立政府在提供公共卫生和基本医疗服务中的主导地位""逐步提高政

---

① 除特别说明外，本节引用内容均来自《关于深化医药卫生体制改革的意见》。

府卫生投入占卫生总费用的比重，使居民个人基本医疗卫生费用负担明显减轻"。

总体来看，中华人民共和国成立以来，我们对医疗卫生服务属性的认识，经历了福利性、生产型、公益性的演进过程。改革开放初期，医院从单纯强调社会效益，不重视经济效益，转变为在强调社会效益的同时，重视经济效益，在改革中通过推行多种形式技术经济责任制，重视经营效益分析和成本核算，使医院经济效益明显提高。但是，在将诸多企业改革的措施引入医院管理领域时，忽视了医院自身的特殊性，导致公立医院的资源配置、经营管理、资产使用和积累分配等权力行使不清晰、功能定位不明确、费用筹措存在严重问题，使医院产生创收的压力和冲动，公益性淡化，甚至有人提出医院应该作为产业。1997 年《中共中央、国务院关于卫生改革与发展的决定》明确了"我国卫生事业是政府实行一定福利政策的社会公益事业。"医院作为卫生事业的重要组成部分，其公益性得到了进一步明确。随着改革的逐步深入，尤其是近几年来，公立医院的公益性质日益受到重视，医院基本建立了强调社会效益，注重社会责任，同时也不忽视经济效益的经营思想。经过 40 年的改革，医院管理的视角不再局限于医疗机构内部，已从单纯考虑医院自身的发展转变为更加关注人民群众的整体利益。在医院服务功能上，从不太重视预防保健的单纯医疗救治，转变为重视预防保健，重视医院感染管理，重视支援农村和基层，重视扶贫、支农、救灾，医院越来越注重履行其社会责任。

3.1.3 新医改以来中国卫生总费用的变化

自 2002 年新农合制度建设以来，特别是从 2009 年启动第二轮医改以来，中国政府投入巨额财力以支持改革，重点是支持医疗服务机构能力的快速提升和医疗保障制度的建立和完善，这刺激了老百姓医疗需求的快速释放。表 3-1 数据显示，全国卫生总费用也呈较快上升趋势，占 GDP 的比重从 2003 年的 4.82% 上升到 2017 年的 6.36%。从支出结构上看（见表 3-2），政府支出与社会支出双增加而个人卫生支出快速下降。政府卫生支出占 GDP 的比重从 2003 年的 16.96% 提升到了 2017 年的 28.91%；社会卫生支出占 GDP 的比重从 2003 年的 27.16% 提升到了 2017 年的 42.32%；个人卫生支出占 GDP 的比重从 2003 年的 55.87% 下降到了 2017 年的 28.77%。

表 3-1　　　　　2003~2017 年我国卫生总费用的规模与结构

年份	政府卫生支出（亿元）	社会卫生支出（亿元）	个人卫生支出（亿元）	卫生总费用（亿元）	卫生总费用占 GDP 的百分比（%）
2003	1 116.94	1 788.50	3 678.66	6 584.10	4.82
2004	1 293.58	2 225.35	4 071.35	7 590.29	4.72
2005	1 552.53	2 586.41	4 520.98	8 659.91	4.66
2006	1 778.86	3 210.92	4 853.56	9 843.34	4.52
2007	2 581.58	3 893.72	5 098.66	11 573.97	4.32
2008	3 593.94	5 065.60	5 875.86	14 535.40	4.59
2009	4 816.26	6 154.49	6 571.16	17 541.92	5.08
2010	5 732.49	7 196.61	7 051.29	19 980.39	4.89
2011	7 464.18	8 416.45	8 465.28	24 345.91	5.03
2012	8 431.98	10 030.70	9 656.32	28 119.00	5.26
2013	9 545.81	11 393.79	10 729.34	31 668.95	5.39
2014	10 579.23	13 437.75	11 295.41	35 312.40	5.56
2015	12 475.28	16 506.71	11 992.65	40 974.64	6.05
2016	13 910.91	19 096.68	13 337.90	46 344.88	6.23
2017	15 205.87	22 258.81	15 133.60	52 598.28	6.36

资料来源：2004~2014 年《中国卫生统计年鉴》和 2015~2018 年《中国卫生和计划生育统计年鉴》。

表 3 - 2   2003 ~ 2017 年我国卫生总费用结构变动   单位：%

年份	政府卫生支出占 GDP 的百分比	社会卫生支出占 GDP 的百分比	个人卫生支出占 GDP 的百分比
2003	16. 96	27. 16	55. 87
2004	17. 04	29. 32	53. 64
2005	17. 93	29. 87	52. 21
2006	18. 07	32. 62	49. 31
2007	22. 31	33. 64	44. 05
2008	24. 73	34. 85	40. 42
2009	27. 46	35. 08	37. 46
2010	28. 69	36. 02	35. 29
2011	30. 66	34. 57	34. 80
2012	29. 99	35. 67	34. 34
2013	30. 10	36. 00	33. 90
2014	29. 96	38. 05	31. 99
2015	30. 45	40. 29	29. 27
2016	30. 01	41. 21	28. 78
2017	28. 91	42. 32	28. 77

资料来源：2004 ~ 2014 年《中国卫生统计年鉴》和 2015 ~ 2018 年《中国卫生和计划生育统计年鉴》。

与世界主要发达国家相比，中国卫生总费用占 GDP 的比重仍然很低，在表 3 - 3 所列的 14 个国家中，仅与印度和俄罗斯基本相当，远低于 OECD 国家的水平。但可喜的是，中国的卫生总费用水平随着政府的日益重视而出现了快速上涨的势头。

表 3 – 3　　　　　　部分国家卫生总费用占 GDP 的百分比　　　　　单位：%

国家	2007 年	2008 年	2011 年	2012 年	2015 年
澳大利亚	8.90	8.50	9.00	8.90	9.40
俄罗斯	5.40	4.80	6.10	6.50	5.60
英国	8.40	8.70	9.40	9.30	9.90
美国	15.70	15.20	17.70	17.00	16.80
巴西	8.40	8.40	8.90	9.50	8.90
中国	4.50	4.30	5.10	5.40	5.30
丹麦	9.80	9.90	10.90	11.00	10.30
芬兰	8.20	8.80	9.00	9.10	9.40
法国	11.00	11.20	11.60	11.60	11.10
德国	10.40	10.50	11.30	11.30	11.20
希腊	9.60	10.10	9.00	9.30	8.40
印度	4.10	4.20	3.90	3.80	3.90
意大利	8.70	8.70	9.20	9.20	9.00
日本	8.00	8.30	10.00	10.30	10.90

资料来源：EPS 数据库，http：//olap.epsnet.com.cn/.

　　从历史发展的角度分析，中国当今的卫生总费用规模、比例、结构近似于美国 1970 年的平均趋势水平。1970 年美国卫生总费用占同年 GDP 比重约 6.1%，中国 2017 年该比例约为 6.2%。2015 年美国卫生总费用占 GDP 比重已高达 16.8%。从 6.2% 到 16.8% 这个发展过程大约经历了半个世纪。这些数据对比对中国的重要启示就是，卫生投入的提高一定要与经济发展水平相适应。从图 3 – 1 反映的各国比重变化趋势图来看，各国的比重排位并没有发生太大的变化，且增减呈现基本相同的趋势，这说明经济发展水平和增长趋势仍是决定卫生总费用的基础因素。这也提醒我们，在未来发展过程中，卫生总费用水平要与每年的

GDP 增长率挂钩，既不能落后，但也不能超前。如果过分追求比例的提升，就会为财政带来巨大负担。在这方面，欧洲一些国家是有教训的。第二次世界大战之后直至 1973 年的石油危机爆发之前，是欧洲资本主义经济发展的黄金时期，法国此前 GDP 增长率一直维持在 6% 左右，以法国为代表的欧洲资本主义国家几乎完成了福利制度的设计，1973 年石油危机之后，欧洲经济一蹶不振，法国 GDP 跌至 2% 左右，福利制度不堪重负。2008 年以来的金融危机所造成的经济增长速度放缓以及由此导致希腊等国的债务危机，背后的根源都是养老医疗等刚性福利开支占财政支出的比重过大。

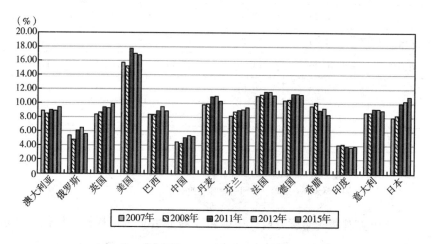

图 3 - 1　部分国家卫生总费用占 GDP 的百分比
资料来源：EPS 数据库，http：//olap. epsnet. com. cn/.

降低个人卫生支出水平及其占 GDP 的百分比是本轮医改的重要目标之一，但这一指标的下降是一个缓慢的过程。一般而言，个人卫生支出占比的下降都是以政府卫生支出占比的上升为前提的，这也意味着，中国政府卫生支出还有较大提升空间，同时应该大力发展第三方支出（慈善），平衡各类支出比例，在不提高企业负担的同时努力降低个人卫生支出部分。

3.2　公立医院回归公益性的改革探索

强调公益性是 2009 年新医改的重要特征，而引导公立医院在经营导向上回归公益性则是实现公益性的重要内容。2010 年，卫生部、中央编办、国家发展改革委、财政部、人力资源社会保障部发布的《关于公立医院改革试点的指导意见》中，明确提出要"坚持公立医院的公益性质，把维护人民健康权益放在第一位"。实现公立医院的公益性需要从公立医院的规划布局、优化公立医院的管理体制和运行机制、提升医疗服务质量等多方面进行体制机制的改革和创新，但关键是两条：一是要优化公立医疗资源的结构和布局，使公立医疗资源实现城乡全覆盖，形成合理的分级医疗服务体系，解决医疗服务的"可及"问题；二是要着力改进医药价格的形成机制、辅以完善的医疗保障体系和医疗救助体系，解决医疗服务的"可得"问题。当然，要实现这两个关键目标，都必须以政府的投入为保障。实际上，这也是 2009 年以来公立医院改革的基本政策逻辑。

3.2.1　基层医疗服务体系建设

按照"强基层、保基本、建机制"的改革思路，以优化医疗服务资源结构和布局为目的的改革首先从基层医疗服务体系建设入手。

实际上，我国农村卫生服务体系建设伴随着新农合制度的建设和发展在 2009 年新医改之前就已经开始实施。2006 年我国开始实施《农村卫生服务体系建设与发展规划》，这一规划的目标是到 2010 年，以乡镇卫生院建设为重点，健全县、乡、村三级卫生服务网络，从整体上为提高农民的健康水平提供保障条件，规划总投资 216.84 亿元，其中中央专项投资 147.73 亿元。① 2009 年的新医改方案规定的基层医疗卫生服务体系建设则包括加强基层医疗卫生机构建设、加强基层医疗卫生队伍建设、改革基层医疗卫生补偿机制、转变基层医疗卫生机构运行机制等四个方面的内容。其中，加强基层医疗卫生机构建设的目标之一是建设县、乡、村三级医疗卫生服务网络，在城市则重点建设城市社区卫生服务中心（站）。

到 2012 年，我国基层医疗卫生服务体系建设已取得明显成效。根据国务院医改办的统计数据，2009~2012 年，中央财政累计投入 430 多亿元，支持了 2 233 所县级医院（其中县级中医院 158 所）、6 200 多所中心乡镇卫生院、2.5 万多所村卫生室的建设，投入 130 多亿元用于县、乡、村三级医疗卫生机构的设备购置。通过持续投入和建设，把以县级医院为龙头、乡镇卫生院和村卫生室为基础的农村三级医疗卫生服务网络逐步健全，已基本实现"县提高、乡达标、村覆盖"的建设目标。在城市社区卫生服务体系建设方面，中央投入 41.5 亿元，支持了 2 382 所社区卫生服务中心建设，以社区卫生服务为基础的新型城市医疗卫生服务体系逐渐形成。② 覆盖城乡的基层医疗卫生服务网络的基本建成，使基层群众看病就医方便可及程度得到明显改善，农村医疗服务供给的公益性特征大大增强。

3.2.2 公立医院综合改革

作为新医改的重中之重，公立医院改革一直备受关注。新医改在启

---

① 新华社.48 亿元新增投资将用于何处？——卫生部详解加强基层医疗卫生服务体系建设部署 [EB/OL]. 中央政府门户网站，http://www.gov.cn/jrzg/2008 - 11/23/content_1156946. htm.

② 新华社. 我国深化医药卫生体制改革启动三年进展情况综述 [EB/OL]. 中央政府门户网站，http://www.gov.cn/jrzg/2012 - 06/18/content_2163966. htm.

动时就提出了"有效减轻居民就医费用负担，切实缓解'看病难、看病贵'"的目标，因此，公立医院改革的核心就是围绕药价虚高发力，其实现的基本路径就是要从流通领域、生产领域、使用领域三大环节挤压药品的虚高价格。①

2010 年 2 月 3 日，国务院常务会议讨论并原则通过了《关于公立医院改革试点的指导意见》，拉开了公立医院改革的大幕。但由于改革的复杂性，改革实践采用先试点、再逐步推进的渐进策略，相继推动实施了县级公立医院和城市公立医院的改革。

3.2.2.1　县级公立医院综合改革

（1）改革进程。县级公立医院改革的试点工作在农村基层医疗卫生服务体系建设已经取得明显成效的 2011 年即开始着手实施，但正式的改革方案则制定于 2012 年。2012 年 6 月 14 日，国务院办公厅印发了《关于县级公立医院综合改革试点的意见》明确了县级公立医院的改革目标和任务。作为第一批试点，当年有 311 家医院被纳入试点范围，按照国家的统一部署进行综合改革。

2014 年 3 月 26 日，卫生计生委、财政部、中央编办、发展改革委、人力资源和社会保障部又联合发布了《关于推进县级公立医院综合改革的意见》。该意见要求 2014 年将公立医院改革试点覆盖 50% 以上的县（市），根据这一要求，当年有 700 家县级公立医院被纳入改革试点范围，试点医院总数量超过了 1 000 家。

2015 年 5 月 8 日，国务院办公厅发布了《国务院办公厅关于全面推开县级公立医院综合改革的实施意见》，要求 2015 年在全国所有

① 卫健委体制改革司司长梁万年. 公立医院改革核心是围绕药价虚高发力 [EB/OL]. 医改_新浪财经_新浪网，https：//finance. sina. com. cn/roll/2018 – 12 – 05/doc-ihmutuec6506587. sht-ml？ tj = none&tr = 12.

县（市）的县级公立医院破除以药补医，以管理体制、运行机制、服务价格调整、人事薪酬、医保支付等为重点，全面推开县级公立医院综合改革。目标是到 2017 年，"现代医院管理制度基本建立，县域医疗卫生服务体系进一步完善，县级公立医院看大病、解难症水平明显提升，基本实现大病不出县，努力让群众就地就医"。至此，县级公立医院综合改革已在全国全面推开。

（2）改革内容。2010 年发布的《关于公立医院改革试点的指导意见》提出公立医院改革任务包括优化公立医院布局、改革公立医院管理体制和运行监管机制、改革公立医院补偿机制、加强公立医院内部管理和加快推进多元化办医格局等五大任务。以后的改革基本围绕这些任务进行，但在不同的改革阶段，改革的重点也有所侧重。

第一批改革试点医院围绕提升公立医院公益性的总目标，重点实施了以下改革内容：一是取消药品加成、破除以药补医机制；二是落实政府办医责任、加大财政投入；三是改革人事分配制度；四是改革药品采购供应机制；五是落实医院经营管理自主权；六是推进医保支付方式改革；七是加强人才队伍建设。2014 年发布的《关于推进县级公立医院综合改革的意见》则在总结第一批县级公立医院改革试点经验基础上提出"两个坚持"和"三个更加注重"的改革思路。即：坚持保基本、强基层、建机制的基本原则，坚持公立医院公益性质；更加注重改革的系统性、整体性和协同性，推动医疗、医保、医药联动改革；更加注重体制机制创新、治理体系与能力建设，推进医疗卫生事业发展；更加注重治本与治标相结合，整体推进与重点突破的统一。具体的改革措施则包括优化医疗服务价格调整方法，推广完善"招采合一、量价挂钩、双信封制"等药品集中招标采购办法，完善合理分级诊疗模式等。2015 年改革全面推开后，则是以建立完善公立医院管理运行机制、调整医疗服务价格体系、改革医保支付制度、完善人事薪酬制度等为重点。

在所有改革措施中，公立医院补偿机制改革是其中最为核心的内容，也是改革的突破口。其目标是希望通过取消药品加成，破除"以药补医"机制，通过调整医疗服务价格和增加政府投入，逐步将公立医院补偿由服务收费、药品加成收入和财政补助三个渠道改为服务收费和财政补助两个渠道，从分配机制上切断医院和医生与高价药、大处方间的利益链条，改变其用药偏好，规范用药行为，促进药价和医疗费用的下降。

作为补偿机制改革的重要制度保障，政府也逐步明确了对县级公立医院的投入责任：负责公立医院基本建设和大型设备购置、重点学科发展、符合国家规定的离退休人员费用和政策性亏损补偿等，对公立医院承担的公共卫生任务给予专项补助，保障政府指定的紧急救治、援外、支农、支边等公共服务经费，对中医院（民族医院）、传染病医院、职业病防治院、精神病医院、妇产医院和儿童医院等在投入政策上予以倾斜。

为及时总结改革经验、巩固改革成果，2016 年初，中华人民共和国国家卫生和计划生育委员会（简称国家卫计委）将安徽省天长市、江苏省启东市、福建省尤溪县和青海省互助县 4 个县（市）列为第一批公立医院综合改革示范县，总结这些地方的典型改革经验并向全国推广。2017 年初，天津市北辰区等 26 个县（市、区）被列为第二批公立医院综合改革国家级示范县。至此，县级公立医院的改革目标、实施路径及关键任务等已基本成熟。

3.2.2.2　城市公立医院综合改革

公立医院是我国医疗服务供给体系的主体，[①] 城市公立医院在基本

---

① 《全国医疗卫生服务体系规划纲要（2015—2020 年）》中明确提出，公立医疗服务体系是我国医疗服务体系的主体，应按照公立医疗服务体系承担 70% 服务量来确定公立与非公医疗体系的资源比例。

医疗服务供给、急危重症和疑难病症诊疗方面发挥着骨干作用，也是通过改革降低医疗费用、缓解群众看病贵、看病难问题的主战场。因此，推进城市公立医院改革也是 2009 年以来新医改的重要任务。

实际上，2010 年发布的《关于公立医院改革试点的指导意见》中，就已经包含了对城市公立医院改革目标和改革任务的要求，当年也已经确定了 16 个城市进行改革试点，但由于改革内容复杂、利益调整阻力大、部门协调难度大，改革整体推进速度较为缓慢，2014 年公布的第二批改革试点城市也仅有 17 个。直到 2015 年，在县级公立医院改革试点任务基本完成并向全国推开后，城市公立医院改革才得以加速推进。

2015 年 5 月 17 日，国务院办公厅发布《关于城市公立医院综合改革试点的指导意见》，要求 2015 年进一步扩大城市公立医院综合改革试点，到 2017 年，城市公立医院综合改革试点全面推开。根据这一文件要求，2015 年有 66 个城市被纳入第三批改革试点医院，较前两批数量有明显增加，2016 年又有 100 个城市纳入改革试点范围。2017 年，国家卫计委等七部门联合发布《关于全面推开公立医院综合改革工作的通知》，公立医院综合改革正式在全国范围内推开。

城市公立医院改革的核心目标是控制医药费用的不合理增长。《关于城市公立医院综合改革试点的指导意见》提出，到 2017 年，城市公立医院"医药费用不合理增长得到有效控制，卫生总费用增幅与本地区生产总值的增幅相协调；群众满意度明显提升，就医费用负担明显减轻，总体上个人卫生支出占卫生总费用的比例降低到30%以下"。

与县级公立医院综合改革不同，城市公立医院综合改革除医药费用控制的总目标外，基于其在医疗服务供给体系的特殊地位，还特别关注城市公立医院与基层医疗服务体系的功能划分与衔接关系，并提出了具体的改革目标，包括：到 2017 年底以前，"预约转诊占公立医院门诊就诊量的比例要提高到20%以上；区域内所有二级以上公立医院和80%以上的基层医疗卫生机构与区域人口健康信息平台对接；60%的基层医疗卫生机构与上级医院建立远程医疗信息系统"。①

虽然如此，城市公立医院综合改革的核心目标仍是健全公立医院维护公益性、调动积极性、保障可持续的运行新机制和科学合理的补偿机制，关键任务仍是全面取消药品加成（中药饮片除外）。

3.2.2.3 公立医院改革的财政投入状况

为支持公立医院改革，特别是为彻底取消以药补医机制，需要建立科学的公立医院收入补偿机制。根据《"十三五"深化医药卫生体制改革规划》，取消药品加成后，医院收入的损失将通过调整医疗服务价格、加大政府投入等补偿。2017 年十多个省市已出台实施方案，提出对于公立医院取消药品加成后的收入亏损，80%～90%由调整医疗服务价格弥补，10%通过加大财政投入解决，10%由公立医院内部解决。② 根据这一补偿改革思路，中央及地方各级财政大大增加了对公立医院的财政投入，政府卫生支出规模不断增加（见表3－4），特别是 2006～2009 年，政府的卫生财政支出占当年财政支出的比重和占卫生总费用的比重呈现快速增长的态势（见图3－2），对于支持以公立医院改革为重点的新医改提供了强有力的经费保障。另据统计，2009～2017 年，国家各级财政对公立医院的投入规模从 703 亿元增长到 2 378 亿元，年均增幅16%，占公立医院总收入 10%。2017 年，各级财政投入加上社会医疗保险支出合计为 14 422 亿元，占公立医院医疗收入的 65%。③

---

① 《关于全面推开公立医院综合改革工作的通知》。
② 新华社. 告别"以药补医"，大国药改的关键一招［EB/OL］. 新华网，http：//www.xinhuanet. com//health/2017－05/04/c_1120914295. htm.
③ 郑秉文：加大社会办医力度，为公立医院改革寻求［EB/OL］. 新思路－健康时报，http：//www. jksb. com. cn/index. php？ a＝show&catid＝544&id＝131290&m＝wap.

表 3 – 4   2000～2017 年我国政府卫生支出规模及占 GDP 等的比重

年份	政府卫生支出（亿元）	占政府财政支出的比重（%）	占当年 GDP 的比重（%）	占卫生总费用的比重（%）
2000	709.52	4.47	0.71	15.50
2001	800.61	4.24	0.73	15.90
2002	908.51	4.12	0.75	15.70
2003	1 116.94	4.53	0.82	17.00
2004	1 293.58	4.54	0.80	17.00
2005	1 552.53	4.58	0.84	17.90
2006	1 778.86	4.40	0.82	18.10
2007	2 581.58	5.19	0.96	22.30
2008	3 593.94	5.74	1.13	24.70
2009	4 816.26	6.31	1.39	27.50
2010	5 732.49	6.38	1.40	28.70
2011	7 464.18	6.83	1.54	30.70
2012	8 431.98	6.69	1.58	30.00
2013	9 545.81	6.83	1.62	30.10
2014	10 579.23	6.98	1.66	29.96
2015	12 475.28	7.09	1.82	30.45
2016	13 910.30	7.41	1.88	30.01
2017	15 205.87	7.49	1.85	28.91

资料来源：部分数据为笔者根据《中国统计年鉴》计算。

在政府投入的卫生财政资金中，除卫生行政费用外，主要按补供方和补需方并重的原则补助给医院和医保。2010～2017 年，各类医院从政府获得财政补助收入从 1 667.87 亿元增加到 5 432.25 亿元（见表 3 – 5）。

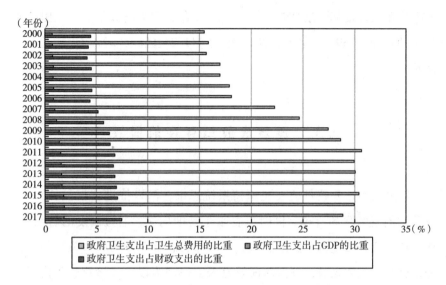

图 3 – 2　政府卫生支出占当年政府财政支出等的比重

资料来源：2001～2014 年《中国卫生统计年鉴》和 2015～2018 年《中国卫生和计划生育统计年鉴》。

表 3 – 5　　　　　　　　　**2010～2017 年各类医院财政补助收入**　　　　单位：亿元

项目	2010 年	2011 年	2012 年	2013 年	2014 年	2015 年	2016 年	2017 年
财政补助收入	1 667.87	2 286.00	2 714.03	3 131.04	3 500.63	4 321.31	4 848.57	5 432.25

资料来源：2011～2014 年《中国卫生统计年鉴》和 2015～2018 年《中国卫生与计划生育统计年鉴》。

为支持推进公立医院改革，中央财政还数次专门下达公立医院改革补助资金，用于支持各地开展改革，具体支持标准包括：一是按每个县补助 300 万元的标准支持全面推开县级公立医院综合改革；二是按每个试点城市一次性补助 2 000 万元的标准支持开展公立医院综合改革试点；三是对试点城市所辖区，按每个区 100 万元的标准支持二级及以下医院开展公立医院综合改革试点；四是按人均每年 3 万元的标准下达住院医师规范化培训补助资金，支持学员参加住院医师规范化培训。根据中华人民共和国财政部网站公布的数据，2014 年，中央财政下达公立医院改革补助资金为 39.66 亿元，2015 年为 111.24 亿元，2018 年为 109.63 亿元。

3.3　改革成效与存在的问题

新医改的重要特征之一是坚持系统思维，深入推进"医院、医药、医保"的三医联动改革。同时也着眼于制度构建，通过制度的破与立，从权和利两方面重构了医院、医生、医保、患者四方的利益关系与资源配置机制。总体来看，新医改成效显著，表现为以分级诊疗、现代医院管理、全民医保、药品供应保障和综合监管五项制度建设为重点的中国特色基本医药卫生制度体系政策框架已经基本确立，深化医改在重点领域和关键环节取得了突破性进展，人民群众获得感显著提升。

具体而言，公立医院改革作为新医改的"硬骨头"，在坚决推进取消药品加成政策的同时，大力加强医院内部运行管理机制和收入补偿机制建设，确保了医院控费长效机制的建立，使公立医院的收入结构、医生的诊疗行为和患者的就诊路径等在新制度引导下发生了巨大的变化。医疗服务供给资源配置更加均衡合理，"强基层、保基本"的改革目标得到了很大程度的实现，公立医院的运行机制更加科学有效，医药费用不合理增长的势头得到了有效遏制。"看病贵"和"看病难"的问题得到了一定程度的缓解。

3.3.1　改革成效

随着改革范围的逐步扩大和改革措施的不断深入，改革成效也逐步显现出来。到 2014 年，已经取得的改革成效包括：一是破除以药补医的共识逐步形成。除国家确定的 311 个试点县外，各省（市、区）还选择了 454 个县市取消药品加成。二是药品收入占医院总收入比例下降明显。在 752 家试点的县级公立医院中有 38 家在 2011 年末取消药品加成，这 38 家医院药品收入占比从 2011 年的 42.7% 下降到 2012 年的 38.1%。①

2015 年，国家提出在所有县级医院全面取消药品加成政策的改革要求，② 根据国家卫计委公布的数据，截至 2015 年 8 月，已有 3 077 家县级公立医院、446 家城市公立医院取消了全部药品加成，江苏、浙江、福建、安徽、四川、陕西、宁夏 7 个省份已经在全部县级公立医院取消药品加成。取消药品加成政策的直接效果就是药品收入占医院医疗业务收入的比例降低。2015 年，全国县级公立医院药品收入占医疗业务收入的比重为 39%，比 2014 年下降 1.9 个百分点。③

在城市公立医院方面，中共中央办公厅、国务院办公厅转发了《国务院深化医药卫生体制改革领导小组关于进一步推广深化医药卫生体制改革经验的若干意见》，要求所有公立医院取消药品加成。2017 年 4 月 19 日，国家卫计委等七部委印发了《关于全面推开公立医院综合改革的通知》，要求在 2017 年 9 月 30 日前，所有公立医院取消药品加成。根据国家卫健委 2018 年发布的《2017 年我国卫生健康事业发展统计公报》披露的数字，截至 2017 年底，93.9% 的城市公立医院取消了药品加成，病人药费的下降带动了医疗费用整体涨幅的下降。2017 年各级公立医院中，三级医院次均门诊费用上涨 3.8%（当年价格，下同），人均住院费

---

① 《关于推进县级公立医院综合改革的意见》政策解读材料 [EB/OL]. 广东省药品交易中心，http：//www. gdmede. com. cn/CMS/ZhengChe/2014411/n163912038. aspx.

② 《国务院办公厅关于全面推开县级公立医院综合改革的实施意见》。

③ 国务院医改办报告解读公立医院改革三大亮点 [EB/OL]. 网易新闻，http：//news. 163. com/16/1212/17/C83PJJ2A000187V5. html.

用上涨 1.9%，涨幅比上年有所下降，低于公立医院病人费用涨幅。公立医院医疗费用的不合理增长得到有效控制。

3.3.2 医药费用控制手段的争议

3.3.2.1 医药费用增长幅度的量化管理

控制医药费用的不合理增长，是缓解老百姓"看病贵"问题的基本要求，也是新医改的核心目标。因此，控制医药费用的增长率，让老百姓真正感受到医改的成效就成为政府的重要任务。随着公立医院改革的逐步深化，医院的次均费用上涨幅度得到一定控制，药品费用占医疗费用的比重逐年下降（见图 3-3），但医疗费用不合理增长的现象仍然存在，特别是城市公立医院，医疗费用总量增幅较大，大型医用设备检查治疗和医用耗材的收入占比增加较快，助推了全社会医药费用水平的增长速度，与国家确定的改革目标不符，也影响了广大老百姓对医改成效的直观感受。

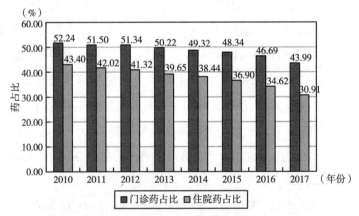

图 3-3　2010～2017 年公立医院门诊及住院药占比

资料来源：2011～2014 年《中国卫生统计年鉴》和 2015～2018 年《中国卫生和计划生育统计年鉴》。

在此背景下，2015 年 11 月 6 日，国家卫计委、国家发展改革委、财政部、人力资源和社会保障部和国家中医药管理局 5 部委联合印发《关于控制公立医院医疗费用不合理增长的若干意见》，提出要建立公立医院医疗费用控制监测和考核机制。根据该意见，公立医院的医疗费用控制情况要与绩效考核挂钩，也就是说，如果医院的医疗费用控制效果（如药占比、医药费用增长排名等）不好，将影响医院所获得的政府投入规模、医院等级评审、床位审批、院长年度绩效考核和医务人员绩效分配等。2017 年 5 月，国家卫计委等 7 部委联合发布《关于全面推开公立医院综合改革工作的通知》，明确要求 2017 年全国公立医院医疗费用平均增长幅度控制在 10% 以下，并且要求各省（区、市）及兵团要设定 2017 年度医疗费用增长控制目标，结合实际分解到各地市、县（市、师）和公立医院，国家将对各省（区、市）及兵团公立医院医疗费用增长情况进行排名和通报。由此，国家对医药费用增长控制正式引入量化管理手段。

量化管理手段的核心是运用行政手段限制医疗费用的不合理增长，但是这种行政管制手段自一出台，其科学性和合理性就受到了置疑。

新医改以来，国家花大力气、采取多项措施对药品流通体制进行了改革，已经采取的改革措施包括"医药分离""药房托管""两票制""分类采购""带量采购""带预算采购"等，目的都是挤出药品流通过程中的水分。事实上，官方公开发布的一些信息也表明药品价格水分较多，通过改革使药价下降的潜力巨大。在 2017 年 1 月 9 日国家卫计委召开的新闻发布会上，有官员就表示"药品价格虚高，如果按公立医院总药品使用量来进行计算，虚高水分大约在 30%"。[①] 2018 年 12 月 7 日，国家组织的"4 + 7"城市药品集中采购试点拟中选结果公布，25 个试

---

① 《卫计委官员谈药价虚高：虚高水分在 30% 左右》［EB/OL］. 新浪网，http：//finance. sina. com. cn/chanjing/cyxw/2017 - 01 - 09/doc-ifxzkfuk3177506. shtml.

点通用名药品集中采购拟中选，与试点城市 2017 年同种药品最低采购价相比，平均降幅52%，最高降幅达96%。①

新医改以来，国家对公立医疗服务供给体系持续进行财政投入、坚决推进药品零差率改革等，药品收入占医院总收入的比重持续下降，根据中国卫生统计年鉴的数据，2010～2017 年公立医院门诊和住院病人的药占比均呈持续下降趋势，到 2018 年，公立医院的药占比已经下降到28.36%②，成效显著。但令人费解的是，在药占比快速下降的同时，医药费用的增长速度并没有表现出明显的下降趋势，且与当年的 CPI 数据没有明显的相关性（见表 3-6 和图 3-4），从价格因素的角度去分析，无论中成药还是西药，价格的变动趋于收敛（见图 3-5），说明药品价格的上涨已经不是医药费用增长的主要决定因素。

表 3-6　　　　　　　 2004～2017 年人均医药费用年增长幅度

年份	人均医药费用（元）	CPI（%）
2004	4 394.6	3.9
2005	4 909.7	1.8
2006	4 676.1	1.5
2007	4 850.7	4.8
2008	4 931.8	5.9
2009	5 678.2	-0.7
2010	6 064.6	3.3
2011	6 266.5	5.4
2012	6 139.7	2.6

---

① 挤掉药价虚高水分，让价格回归真实水平 [EB/OL]. 凤凰财经，http://finance.ifeng.com/a/20181212/16615977_0.shtml.

② 国务院发文取消公立医院药占比考核 控费仍然继续 [EB/OL]. 新浪财经_新浪网，http://finance.sina.com.cn/roll/2019-01-31/doc-ihrfqzka2649156.shtml.

续表

年份	人均医药费用（元）	CPI（%）
2013	7 477.4	2.6
2014	7 932.4	2.0
2015	8 062.5	1.4
2016	8 305.2	2.0
2017	8 711.2	1.6

资料来源：2005～2014 年《中国卫生统计年鉴》和 2015～2018 年《中国卫生和计划生育统计年鉴》。

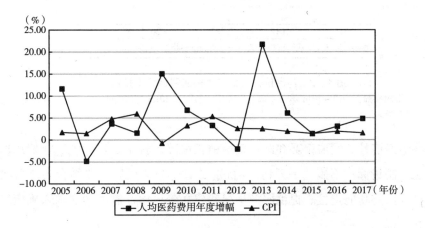

图 3-4 人均医药费用年度增幅与 CPI 的比较

资料来源：2006～2014 年《中国卫生统计年鉴》和 2015～2018 年《中国卫生和计划生育统计年鉴》。

在此情况下，国家提出 10% 的医药费用年增幅的控制目标，是否考虑了药品流通体制改革成果对医药费用增长的影响？是否与世界上其他国家医药费用增长的速度相匹配？如果在药价已经有效降低的情况下仍然将医药费用的增长幅度控制目标定为 10%，是否会给医院医疗费用的不合理增长提供了一个合法的制度空间并起到变相纵容的结果？

因此，为实现新医改的既定目标，我国仍要继续控制医疗费用不合理增长，逐步实现医疗费用增长与国民经济发展相协调。但是需要根据

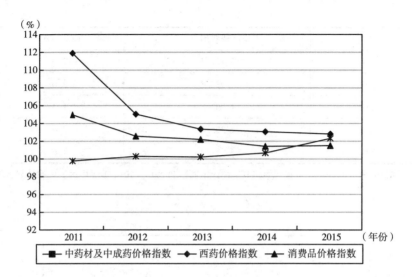

图 3 - 5　药品价格指数与居民消费品价格指数的对比

资料来源：2012～2014 年《中国卫生统计年鉴》和 2015～2016 年《中国卫生和计划生育统计年鉴》。

各地经济社会发展情况和医疗费用增长情况，科学设定年度医疗费用增长控制指标，不搞"一刀切"。特别是对于公立医院，要结合各级各类公立医院功能定位、提供服务情况和建立分级诊疗制度的要求来确定控费指标。

3.3.2.2　药占比

药占比，即"药品费用占卫生总费用比重"，自新医改启动以来一直作为衡量医改成效的重要指标之一。特别是对公立医院而言，实施药品零差率改革，核心目的就是要破除以药补医机制，引导医院医生规范诊疗行为、合理用药，从而控制药品费用的过快增长。实际上，作为一种有效的手段，药占比也一直被列为公立医院的重要考核指标，甚至成为医院管理者的绩效红线，一旦超标，将会面临整改。2015 年，国务院办公厅发布《关于城市公立医院综合改革试点的指导意见》，更是明确

提出了药占比的控制目标："2017 年底前试点医院将药占比降至 30%
以下。"

严厉的行政管制之下，公立医院的药占比目标的确实现了下降。[①]
但问题是，药占比下降的同时，我国医药费用增长速度较快的局面并没
有得到根本改变，这说明，将药占比作为单一的考核指标，并不有利于
促进医改目标的实现。原因可能有如下两种：

第一，制度存在漏洞。从药占比的公式来看，药占比 = 药品收入/
（药品收入 + 医疗收入 + 其他收入），理论上，降低药占比有两种路径：
一是减少分子，二是做大分母。减少分子是考核制度所倡导的，但实现
难度大且与医院利益不符，因此"做大分母"就成为一种"钻空子"的
做法。因此，一些医院检验、耗材等费用不断大幅上扬，看似药占比低
了，但总费用却高了，造成患者负担更重。

第二，限制了合理高价药的正常使用。一刀切的"药占比"考核办
法虽然控制了药物费用比例，但也将一些患者实际需要的高价药（例如
肿瘤、罕见病等所需的新药、高价药）拦在门外。一些高价肿瘤药效果
好，患者急需，也纳入了医保，但由于药占比考核，医院担心"分子"
增长太快，不愿意采购，病人只能眼睁睁着配不到药。随着近几年我国新
药审批速度的加快，一些价格较为昂贵的肿瘤创新药物上市，如果对医
院药占比的考核办法不变，医院没有用药的积极性，病人最终难以从新
药中获益，即使名义上费用降低了，也无助于增进患者的福利。

实际上，从制度层面分析，药品加成政策全部取消后，公立医院已
经不能从药物的使用中获得收益，再考核药占比对于纠正不合理用药行
为理论上已经没有意义，所以取消药占比考核已经成为进一步推进改革

---

① 国务院医改办主任 2017 年 3 月 11 日在十二届全国人大五次会议记者会上表示，2009
年新医改以来，我国逐步取消药品加成，公立医院的药占比由 2009 年的 46% 下降到 2016 年
的 40%。

的实际需要。2019 年 1 月 30 日，《国务院办公厅关于加强三级公立医院绩效考核工作的意见》发布，正式取消了在我国公立医院绩效考核中存在许久的"药占比"指标。

但是，虽然药占比考核目标存在一些不合理的问题，也不能一取消了之，如果更加精细化的考核指标不能及时跟进，药品浪费、费用上涨的问题仍然会出现反弹。基于此，引导合理用药必须进行多维度的药品应用监测，特别是应考虑不同医院、不同科室、不同专科对药物需求的差异进行分类考核。在医院信息化管理程度和水平不断提高的背景下，还可利用大数据对医院医生的用药行为进行实时监测和前置审核，从而实现精细化的控制管理。此外，要实现对医药费用的控制必须要依赖医保支付方式改革的配合，只有大力推广（疾病）诊断相关分组（DRGs）等支付方式的使用，才能使医院、医生有合理用药内在动力。

第4章 均等化导向的卫生转移支付改革

　　"完善的转移支付制度是政府干预地区间具有收益外溢性的公共物品或公共服务均等化供给问题的关键政策手段"。① 2003 年 SARS 爆发后，政府对卫生服务供给公平特别是公共卫生服务均等化供给问题的重视程度日益提高，作为一种政策手段，对地方卫生事业的转移支付力度也不断加大。2003 年，中央财政补助地方卫生事业专项经费只有 70.35 亿元，到 2017 年，已经增加到 1 046.87 亿元，8 年累计增长了 13.88 倍。② 卫生转移专项支付的规模快速增加，对于提高地方医疗服务机构的服务能力、促进卫生公共服务的均等化供给起到了很大的支持作用。但是，由于我国中央政府与地方政府之间的卫生支出责任划分仍不清晰，中央对地方的卫生转移支付制度目前仍有待进一步完善。本章以我国中央对地方卫生转移支付 2009 年以来的统计数据为基础，分析卫生转移支付制度的现状与不足，并试图从促进公共卫生服务均等化供给的政策目标出发，分析中央政府与地方政府在卫生转移支付制度实施中的利益博弈关系，总结政策绩效并提出优化建议。

---

　　① 李丽琴，陈少晖. 专项转移支付存在的合理性：政治逻辑与实证检验 [J]. 当代财经，2012 (10).

　　② 若非特别说明，本节所引用的卫生专项转移支付数据均来自财政部网站公布的《中央对地方税收返还和转移支付决算表》（历年）。

4.1 中央对地方卫生专项转移支付的基本状况

专项转移支付因特定事务而设，因此也具有特定政策目标。新医改启动以来，为促进卫生服务均等化目标的实现，解决居民看病难等问题，中央财政通过专项转移支付的方式给予地方相应的财力支持，加强卫生服务资源的建设。基于不同时期改革任务的差异，中央对地方专项转移支付的规模也有所不同，同时，转移支付的方式也在逐步调整和优化。

4.1.1 历史数据与发展趋势

2009～2017 年中央对地方的医疗卫生专项转移支付运行数据如表 4 - 1 所示。从这 9 年的数据来看，中央对地方的医疗卫生专项转移支付主要体现在医疗服务能力提升、公共卫生服务、医疗保障（含基本药物、优抚对象医疗保障、医疗救助）计划生育四个项目上，部分年份（2014 年和 2015 年）对基建支出的转移支付金额也较大。对供方的转移支付（包括公立医院和基层医疗卫生机构）随不同年份的改革任务需要发生较大幅度的波动，总体上呈下降趋势。公共卫生成为医疗卫生转移支付的重点支持项目，规模总体上呈上升趋势，其转移支付金额占医疗卫生专项转移支付规模的比例从 2010 年的 20.70% 上升到 2017 年的56.10%。中央对医疗保障的转移支付投入力度在新医改初期波动较大，但近几年趋于稳定。从 2011 年开始，对新农合、城居医保等医疗保障项目的转移支付统计在一般性转移支付项下（见表 4 - 2），如果将其合并统计在医疗保障专项转移支付中，中央对地方医疗保障的转移支付规模将大大增加，但从增长速度角度看（见图4-1），2011~2013年度增长率快速增加，但此后年度增长率则逐渐减少，表明中央对医疗保障的转移支付金额基本趋于稳定。

表4-1　　　　　　中央对地方的医疗卫生专项转移支付情况　　　单位：亿元

项目	2009年	2010年	2011年	2012年	2013年	2014年	2015年	2016年	2017年
医疗服务能力提升补助资金*		308.91	189.23	346.89	336.51	46.99	95.6	95.21	129.21
公共卫生服务补助资金		288.86	536.15	394.34	456.47	458.24	497.61	541.21	587.25
基本药物制度补助						90.65	90.96	90.96	90.95
优抚对象医疗保障经费						23.72	23.71	23.72	23.72
医疗救助补助资金		758.54	157.73	163.64	56.57**		129.21	141.13	141.13
计划生育转移支付资金		30.33	36.53	30.33	65.05***	70.71	77.17	85.65	74.61
基建支出						235.71	258.76		
其他		39.20	13.54	5.85	1.98	2.25	0.14		
医疗卫生转移支付合计	1205.64	1395.51	896.65	910.62	851.53	960.55	1206.91	977.88	1046.87
中央对地方专项转移支付合计	12359.89	14112.06	16569.99	18804.13	18610.46	18941.12	21623.23	20708.93	21883.36

资料来源：财政部网站，http://www.mof.gov.cn/zhengwuxinxi/caizhengshuju/.

注：*2014年前公共卫生服务补助资金为公立医院补助资金，含对基层医疗卫生机构的补助；**2014年前为医疗保障专项转移支付资金；***2014年前的计划生育转移支付资金未计入医疗卫生转移支付合计数。

表4－2 　　　　　　　　　中央对地方医疗保障转移支付情况 　　　　　单位：亿元

项目	2010 年	2011 年	2012 年	2013 年	2014 年	2015 年	2016 年	2017 年
医疗保障相关的专项转移支付	758.54	157.73	163.64	56.57	114.37	243.88	255.81	255.80
医疗保障相关的一般转移支付	16.28	779.81	1 063.30	1 660.04	1 880.46	2 123.24	2 363.24	2 512.57
合计	774.82	937.54	1 226.94	1 716.61	1 994.83	2 367.12	2 619.05	2 768.37

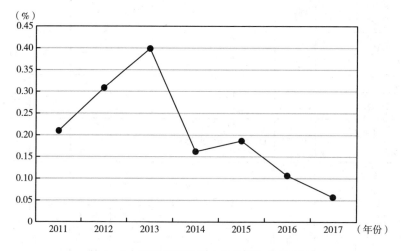

图4－1　医疗保障转移支付规模年度增长率

数据显示，中央对地方的卫生专项转移支付表现出三种变化趋势：一是由补助医疗服务向补助公共卫生转变，即从具有财力补助性质的专项向具有外溢性补偿性质的专项转变，卫生专项的目的和功能更加明确，更加符合建立公共财政制度的转移支付制度的要求；二是在投入内容上转变为以能力建设为主，使专项投入具有硬性标准而能够被考核，促进专项资金的合理有效使用；三是转移支付规模趋于稳定。

4.1.2　现行卫生转移支付制度存在的主要问题

卫生转移支付的政策初衷是解决不同层级政府间的卫生财力配置不均衡问题，满足基层医疗卫生公共服务的供给需求，促进医疗卫生公共服务的供给均等化。但由于我国卫生转移支付制度尚不完善，加上中央转移支付财力的限制，转移支付制度目标没有得到很好地实现,[①] 主要存在以下几个方面的问题。

4.1.2.1　专项转移支付占比过大

目前卫生专项范围日益扩大，项目繁多而且内容复杂，但并非全部是真正意义上的专项转移支付。有的是对财力薄弱地区卫生事务支出的补助，具有财力转移的性质；有些是对地方承担共同事务的补助，具有辖区间收益外溢补偿或校正的性质。这些目标不同的卫生转移支付均以专项方式拨款，不利于合理划分政府间的卫生事务职责，也不利于保障卫生事业的长期稳定发展。

不同目的的转移支付均采用专项方式易导致中央政府和地方政府间职责不清。目前的卫生专项转移支付中，具有财力补助性质的医疗服务专项占相当大的比重，专项转移支付方式虽然在管理上具有一定的便利性，但长期采用专项转移支付方式，容易混淆政府间卫生事务的职责划分界限，可能导致地方政府推卸投入责任。

专项转移支付太多也被普遍认为是妨碍转移支付均等化效应的最主

---

① 张恒龙，秦鹏亮. 转移支付、财政激励与基本公共服务均等化目标的匹配 [J]. 改革，2012（9）：53 – 63.

要因素之一。① 卫生专项资金比重过大，会对更具有均等化特征的一般性转移支付形成挤出效应，进而影响到地方对一般卫生事务的支出需要，结果可能是地方连最起码的卫生服务都无法提供和保障。

4.1.2.2 项目数量多、平均金额小、持续时间短

为了满足不同的政策目标，卫生专项转移支付经费被分解为若干项目，项目经费要求专款专用，从满足卫生事业实际需要和保证经费使用效果的角度看，分项目下达经费有其合理性。但问题是，卫生主管部门根据全国卫生事业发展总体需要选择的项目未必能够完全适用各地的实际需要，特别是卫生主管部门为了保证政策效果，对项目的划分一般较细，为便于考核和监管，对项目经费的使用做了明确而细致的限定，这种做法会在一定程度上束缚地方卫生事业管理部门的手脚，地方政府不能根据本地区的卫生事业发展的实际需要，因地制宜地对有限的卫生专项经费进行统筹规划使用，影响了资金的使用效益。

2003 年以来，卫生专项的项目数一直保持增长趋势，特别是 2009年新医改以来，为配合改革进程，卫生专项项目数增速明显加快，到2010 年已经增加为 52 项（见图 4 - 2），2011 年略有下降。项目不同，所分配的专项经费额也存在着巨大差异（见表 4 - 3）。以 2010 年为例，中央财政补助地方卫生事业专项经费总额为 953.52 亿元，包括 52 个专项。其中，基本公共卫生服务项目、新型农村合作医疗补助、县医院能力建设、农村卫生服务体系建设等专项的经费金额较大，均在 50 亿元以上，除此以外，其他项目的经费金额普遍较小，最小的项目经费金额只有 113 万元。图 4 - 3 反映了 2007 ~ 2010 年卫生专项不同金额项目数在项目总数中的占比情况，图中数据显示，绝大多数年份中，5 亿元以

---

① 曾红颖. 我国基本公共服务均等化标准体系及转移支付效果评价 [J]. 经济研究，2012，47（6）：20 - 32 + 45.

下的小项目占到了项目总数的 60% 以上。

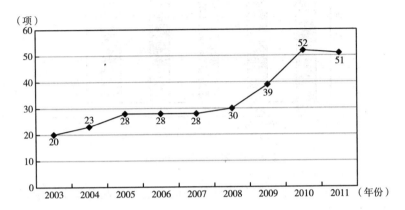

图 4 - 2　2003～2011 年中央财政补助地方卫生事业专项项目数变化情况

表 4 - 3　　　　　　　　2007～2010 年我国中央财政补助地方

卫生事业专项经费统计　　　　单位：万元

项目	2007 年	2008 年	2009 年	2010 年
基本公共卫生服务项目	0	0	1 033 136	1 087 510
新型农村合作医疗补助	1 139 762	2 460 904	2 745 621	3 990 117
公共卫生	78 111	494 503	57 102	159 259
重大疾病预防控制项目	517 684	651 038	773 909	770 735
农村卫生	51 170	439 527	244 318	606 611
妇幼卫生综合	55 456	220 741	354 671	245 580
监督机构能力建设	0	1 840	17 192	28 690
培养和培训项目	31 057	7 605	41 735	64 682
信息化项目	0	0	0	230 857
其他	106 890	116 157	0	151 140
基本建设项目	292 000	750 000	2 017 801	2 200 000
合计	2 272 130	5 142 315	7 285 485	9 535 181

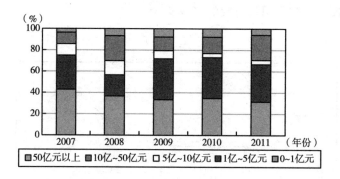

图4－3 不同金额项目的占比

2003～2011年，中央财政累计补助地方卫生事业专项110项，截至2011年，这些项目仍在投入的（包括当年新增的）项目只有51项，其余59项已不再投入。已经投入的项目中，连续投入5年以上的项目一共有16项，其中连续9年都在投入的项目有6项，连续投入8年的有3项，连续投入7年的有3项，连续投入6年的有3项，连续投入5年的有1项。由于项目投入持续时间短，增减变化频繁，地方政府无法对项目投入的可持续性建立合理预期，不利于地方政府对项目实施进行统筹规划，有可能导致地方政府的短期行为或者敷衍塞责。

4.1.2.3 专项资金分配不规范、执行进度慢

《中央对地方专项拨款管理办法》对专项拨款的分配和使用仅仅做出了原则性的规定，专项转移支付仍缺乏科学规范的法规依据和合理的分配标准，使得在操作中受人为因素影响很大，一方面加大了下级政府预算的不确定性，滋生"跑部钱进"的设租、寻租现象；另一方面也使转移支付资金的使用难以控制，容易导致转移支付漏损。

专项转移支付分配方式，主要采用项目申报制，然后由主管部门及财政部门综合平衡、筛选确定补助项目和金额。当补助下达市县后，很多当年都来不及拨付到项目实施单位，造成预算执行进度缓慢，不利于

资金发挥使用效益。

4.2　卫生转移支付中的政府间博弈与激励机制

卫生转移支付的政策初衷是解决不同层级政府间的卫生财力配置不均衡问题，满足基层卫生公共服务的供给需求，促进卫生公共服务的供给均等化（曾红颖，2012）。时至今日，这一政策目标的实现程度并不能令人满意。这可以部分归咎于政府卫生转移支付财力的相对匮乏，但更本质的原因却是卫生转移支付制度的内在缺陷（张恒龙、秦鹏亮，2012），尤其是卫生转移支付制度的设计没有能够实现政府间的激励相容。鉴于此，从博弈的角度分析不同层级政府对卫生转移支付的利益共识与分歧，通过科学的激励与约束制度设计，实现不同政府在卫生转移支付中的激励相容，对于改进卫生转移支付制度绩效具有重要意义。

4.2.1　卫生转移支付中的政府间利益分歧与博弈

卫生转移支付涉及政府间的利益博弈，在这一博弈中，作为资金转出方的上级政府和作为资金转入方的下级政府的效用目标是不同的。为简化起见，我们以中央政府和地方政府之间的博弈关系举例进行分析。

在中央政府与地方政府的转移支付博弈中，中央政府的效用目标是提高各级政府卫生支出责任与其财力的匹配程度，促进卫生领域公共服务供给的有效性和均等性，而地方政府的效用则是本级政府可支配财力的最大化以及本地区卫生公共服务供给的有效性。实现中央政府的效用目标一方面要求卫生转移支付资金应最大限度地用于卫生公共服务供给过程；另一方面也强调卫生服务供给结构的合理性和供给过程的高效率性。而实现地方政府的效用最大化则要求地方政府能够自主决定卫生转移支付资金的使用方向，这可能意味着地方政府会根据自己的投入偏好重新配置卫生服务的供给类别和结构，甚至有可能导致部分资金流出卫生领域之外。

在博弈中，为避免己方的效用损失，双方都会采取对自己更为有利的策略。中央政府为督促地方政府提高转移支付资金的使用效率，以下两条策略经常被采用：一是限定资金的使用用途，二是要求地方政府配套资金。这些策略能够强化中央政府对卫生转移支付资金使用方向及结构的控制，有助于中央政府政策意图的实现，但同时也限制了地方政府对转移支付资金的支配权（李丽琴、陈少晖，2012）。

一般而言，只有专项转移支付才会限定资金的使用用途或要求地方政府配套，所以相比财力性转移支付，中央政府更愿意采用专项转移支付的形式，以加强对资金的控制力度。但是过分青睐专项转移支付会有越俎代庖之嫌，如果中央政府将本来可以不限制具体用途的财力性转移支付以专项的形式下达给地方政府，虽然可以保证专款专用，甚至通过要求地方政府配套来起到增加卫生公共服务投入的效果，但会造成地方政府效用的损失。考虑到中央政府具有对地方政府的行政强制力，即便地方政府不能从博弈中获利，二者间的博弈关系仍可在短期内维持。但转移支付毕竟是一个重复博弈过程，如果地方政府在连续多次的博弈中都无法获益，这一博弈过程就是不可持续的。对此，地方政府会有两种策略：一是退出博弈，放弃接受转移支付资金；二是采取阳奉阴违的手段，通过偷工减料等方式获取利益。无论地方政府采取哪一种策略，最终都会导致中央政府的政策意图无法实现，此时，中央政府就必须通过博弈规则的优化对地方政府形成激励，以维持博弈关系的存续。

4.2.2　卫生转移支付的激励制度设计

4.2.2.1　寻找利益重合空间是激励制度设计的基本出发点

激励的关键是要使上级政府和下级政府能够同时从博弈中获益，这就要求二者的利益空间能够在一定程度上重合。在前文中我们指出，地方政府的效用目标是可支配财力的最大化以及本行政区域范围内卫生服务供给绩效的最大化。一般认为，由于存在信息优势，基层政府在卫生服务供给效率方面优于上级政府，也就是说，在上级政府不限定资金使用用途的前提下，下级政府利用自己的信息优势进行卫生投入结构调整能够更有效地改善投入绩效，而这与上级政府的政策意图并不违背。

从资金配套政策的角度看，要求下级政府提供配套资金显然会减少其可支配财力，在此情况下，下级政府是否愿意接受转移支付资金，就取决于转移支付项目本身给下级政府带来的卫生公共服务供给绩效改善（体现为下级政府的效用增加）与可支配财力减少（体现为下级政府的效用减少）之间的相对关系。如果最终结果是效用净增加，下级政府当然能够接受此项目并愿意为其配套资金，如果结果相反，下级政府就会放弃此项目。考虑到一部分财政支出具有刚性特征，如果配套资金要求超出了下级政府的财政承受能力，不管此项目的实施是否会带来效用的净增加，下级政府都不得不放弃此项目。可见，放松对转移支付资金使用用途的限制，并不一定会导致上级政府效用的减少，相反还有可能实现上级政府与下级政府的双赢。同样，对资金配套政策的使用，则必须结合转移支付项目本身的性质去考虑。

因此，要实现对地方政府的激励，就是要保证资金转出方与转入方的利益具有重合空间，不管资金转出方出于何种目的、对转移支付资金的获得和使用提出何种限制，都必须要给下级政府保留适当的利益空间。唯有如此，上级政府与下级政府才能实现激励相容。

4.2.2.2　合理设置转移支付资金使用的约束条件

不同的转移支付资金约束条件会导致不同的政策效应。一般性转移支付增加了接受方的财力，且对财力的使用没有进行限制，因此只具有收入效应，其结果是导致所有公共服务供给水平的提升，并且没有改变公共服务的供给结构。条件性专项转移支付同时具有收入效应和替代效应，但具体效应表现与条件限定的方式有关。没有资金配套要求的卫生转移支付，只是要求接受方将资金用于卫生领域，这会带来卫生领域公共服务供给水平的增加，但由于没有改变接受方自有财力的使用方向，不会影响其他领域公共服务的供给，因此有收入效应而没有替代效应。有资金配套要求的卫生转移支付因为要求接受方将自有财力的一部分作为配套资金投入到卫生领域，改变了接受方的财政支出结构，在增加卫生领域公共服务供给水平的同时，减少了其他领域公共服务供给水平，因此同时具有收入效应和替代效应。条件性卫生转移支付除了对资金配套的要求之外，还可表现为对卫生服务项目的限定，这类转移支付也会同时具有收入效应和替代效应，并且，收入效应具体表现为某个单项的卫生服务的供给水平的提高，替代效应则既包括对非卫生领域公共服务的替代，也包括对卫生领域内非指定项目服务的替代。

在预算约束条件下，条件性卫生转移支付在实现了卫生领域公共服务供给水平提升的同时，必须以其他领域公共服务供给水平的减少为代价。如果要对这种替代效应的利弊进行评估，就必须要考虑其他领域公共服务供给水平的降低是否是我们能接受的。如果条件性卫生转移支付迫使资金接受方减少了原本已经过度供给的经济性公共物品，这种转变就是我们所期望的，但是如果减少的是其他领域必需的公共物品（如教育、科技、环境卫生等），那么条件性卫生转移支付的政策后果就是迫使资金接受方拆东墙补西墙，实际上是恶化了资金接受方的财政支出结构，这就不是政策制定者所期望看到的结果了。

因此，为实现激励相容，必须根据政策目标及资金接受方的承受能力合理设置约束条件。条件性转移支付适合于纠正在公共服务供给时因为外溢性而导致的无效率问题，地方政府间的横向财力不均衡问题和基层政府的卫生财力保障问题则适宜借助一般性转移支付的形式加以解决。对条件性转移支付形式尤其是有资金配套要求的条件性转移支付形式的使用，必须考虑资金接受方的配套能力，否则地方政府间的财政竞争可能导致项目选择的无效率：财力较充裕的地方政府能满足配套资金的要求并且得到很多补助项目，而财力有限的地方政府虽然对支出需求更为迫切，但因无法提供相应的配套资金而得不到必要的补助。

4.2.2.3 提高转移支付资金分配标准的客观性和透明程度

获得更多的转移支付资金规模是地方政府参与转移支付博弈的主要动机。转移支付资金分配标准越客观、越透明，政府间进行博弈的空间也就越小。但实践中，转移支付标准的确定往往难以做到科学和客观，原因可能存在于两个方面：一是转移支付财力的硬约束；二是支出需求量化上的困难。

财力约束意味着转移支付目标的实现程度决定于政府转移支付财力的充裕程度。当然，政府的转移支付财力相对于支出需求永远都是稀缺的，现实的选择只能是"看菜吃饭"，即政府会在可支配的转移支付财力规模内确定可行的政策目标。

支出需求是由多因素决定的，这导致定义和获得支出需求数据比衡量财力更加困难。国际上支出需求的确定方法主要有如下三种：对支出需求的专案决策、使用直接投入方法计算的代表性支出体系、基于理论的代表性支出体系。对支出需求的专案决策是指采用某种相对简单的方法专门确定某种支出需求，其中使用的因素及其比重都是人为随意决定的，这使得这种方法具有较大的主观性，因而不具有推广价值。使用直接投入方法计算的代表性支出体系是在识别相关需求/成本因素的基础上，通过使用直接投入方法或回归分析对这些因素赋予相对权重，根据每个职能的相对成本及其需求把总支出在所有地方政府之间进行分配。基于理论的代表性支出体系提供了一个改进代表性支出体系的方法。这种方法要求识别每个服务类别中的决定因素包括相关的财力和公共服务需求变量，通过计量分析，来决定各种需求因素的相对权重以及它们对资金分配的影响。这种方法虽然具有客观性的优点，但是在实践中很难实现。这三种方法的共同之处在于都要以识别支出需求的决定因素及其权重，差别则在于因素及权重决定的客观程度不同。从操作的层面看，使用直接投入法计算的代表性支出体系比较容易实现且不失客观性，但是因为其要素及权重是基于历史经验而得出，在使用时就考虑动态修正问题。

资金分配办法是卫生转移支付制度的核心，对卫生转移支付的政策效果起着决定性作用，改革的重点是提高分配标准的客观性和透明度。采用以因素法为基础的、公式化的分配办法是提高转移支付标准客观性、减少人为干扰的重要手段之一。为实现此目的，转移支付的资金分配公式必须给出可量化的计算依据和明确的计算规则。弥补卫生财力缺口应该是卫生转移支付制度的首要目标，所以地方卫生支出需求及其财力水平就成为决定转移支付水平的主要依据。其中，对地方卫生支出需求的衡量应以落实基本卫生支出责任的财力需求为限，而对地方财力水平的衡量则要以相应的宏观经济指标为基础。

4.2.2.4　实行以结果为导向的问责制度

严格的奖惩制度是实现激励的必要条件之一。建立问责制度是实现奖惩的重要方式之一，而问责的效果决定于问责的导向性。卫生转移支付的问责导向可以分为两种：对投入的问责和对结果的问责。传统的卫生转移支付是以投入为问责导向的，这种转移支付对支出方向及规模等进行了限制，目的是控制投入，但很少关注或几乎不关注结果，这使资金接受方的支出自主权和灵活性会受到限制，无法保证支出目标的实现，同时也会带来机会主义和导致寻租的倾向。更为理想的问责方式是以结果为导向的，即对卫生领域的公共服务供给绩效问责，如居民健康状况的改善程度等，但是卫生公共服务的供给绩效会受到一些不可控因素的影响，公共政策制定者只能对他所能控制的因素负责，因此以产出为导向就成为一种更具有可操作性、能够促进对结果问责的激励机制。这种转移支付制度在产出方面（如公共卫生服务的供给类别及数量等）方面限定了相关条件，但在项目的设定和为实现这些目标所需的相关支出方面却给地方提供了充分的灵活性，地方政府有权选择能实现目标的项目及其投入，从而有助于发挥其效率优势。

4.3　卫生转移支付制度优化的政策建议

卫生转移支付制度的优化应以弥补基层政府履行基本卫生支出责任的财力缺口和促进卫生领域公共服务供给的均等化为目标，通过建立卫生转移支付财力的稳定增长机制、科学设计转移支付财力分配标准、加快推进转移支付的立法建设，促进卫生转移支付财力配置的科学化、稳定化、法制化。

4.3.1 以政府间卫生支出责任的科学界定为基础进一步优化卫生转移支付的体系框架

政府间明晰、严格的支出责任划分是进行转移支付设计的制度基础（王浩、郭传辉，2012）。支出责任划分应以保证服务供给效率和均等化为目标，在中央政府和不同层级的地方政府间合理分解，明确责任主体，尽可能减少共同负责的情况，同时，应逐步完善对政府履责程度的问责制度，提高对政府履行卫生支出责任的制度约束力。有了这些制度的约束，地方政府即便在资金用途不限定的情况下也能主动将上级转移支付财力投入到卫生领域，中央政府能够建立对地方政府在转移支付资金使用方向的信任，从而为财力性转移支付形式的扩大运用创造条件。

卫生转移支付体系框架包括中央和省级以下两个层次。目前，中央层面的转移支付体系框架已经基本成熟，中央财政部门负责一般性转移支付资金的配置，卫生专项转移支付由卫健委、人力资源和社会保障部等部门分别负责各自职能范围内的资金配置。省级以下卫生转移支付目前尚未形成统一的体系，不同区域转移支付主体、资金配置办法不一致，卫生转移支付财力的绩效也各有不同，是未来改革的重点。结合我国目前"省直管县"体制改革的思路设计，设区市级财政应逐步让出转移支付职能，省级财政成为省级以下卫生转移支付的唯一主体，面向全省进行卫生转移支付财力的配置。国家应赋予省级财政对卫生转移支付财力进行重新分配的权力，除卫生专项转移支付资金由中央财政直接支付给项目承办单位、省级财政不得截留挪用外，省级财政对中央财政分配至本省的一般性卫生转移支付财力，应有权根据省内基层政府卫生财力分布状况，按照一定标准进行重新分配。

4.3.2　统筹运用一般性转移支付和专项转移支付，提高卫生转移支付资金使用绩效

统筹运用一般性转移支付和专项转移支付的关键是根据其功能特点将资金运用于恰当的项目并合理搭配结构。在项目适用方面，一般性转移支付适用于弥补基层政府卫生财力缺口，中央政府委托地方政府执行的卫生能力建设和服务提供项目适合采用专项转移支付的形式。省级以下卫生转移支付以弥补财力缺口为目标，不宜采用专项转移支付形式。在结构搭配方面，提高一般性转移支付的比例，降低对专项转移支付的依赖应是改革的基本方向。需要注意的是，目前卫生专项转移支付规模偏大有其特定的体制原因，结构的调整应采用渐进方式，从调整专项转移支付的限定条件入手，逐步引导专项转移支付形式向财力性转移支付形式的转化。

可以通过以下措施对卫生专项转移支付制度进行调整：首先，应实现由基于投入的条件限定向基于结果的条件限定转变。基于投入的条件限定通常具有一定的干预性和非收益性，而基于绩效（即结果）的条件限定既能促进拨款者的目标实现，也能保护地方的自主权。其次，尽可能避免对基层政府的资金配套要求，如果确需配套，应明确配套级次、金额和比例。最后，建立问责机制。转移支付资金的下拨，都必须附带有问责机制，问责机制以对结果的问责为最优选择，次优选择是对产出的问责，尽量避免对投入的问责。

4.3.3　提高卫生转移支付资金分配方法的客观性和透明度

资金分配办法是卫生转移支付制度的核心，对卫生转移支付的政策效果起着决定性作用，改革的重点是提高分配标准的客观性和透明度。

采用以因素法为基础的、公式化的分配办法是提高转移支付资金分配客观性、减少人为干扰的重要手段之一。为实现此目的，转移支付的资金分配公式必须给出可量化的计算依据和明确的计算规则。弥补卫生财力缺口应该是卫生转移支付制度的首要目标，所以地方卫生支出需求及其财力水平就成为决定转移支付水平的主要依据。其中，对地方卫生支出需求的衡量应以落实基本卫生支出责任的财力需求为限，而对地方财力水平的衡量则要以相应的宏观经济指标为基础。

4.3.4 建立卫生转移支付财力的长效增长机制

中央及省以下的卫生转移支付是我国政府卫生投入的重要组成部分。近几年，中央政府卫生转移支付占政府卫生总投入的比例为30%左右，建立中央政府卫生转移支付财力的长效增长机制对于保障政府卫生投入规模及结构的合理性具有重要意义。

受新医改政策集中实施的影响，近几年中央卫生转移支付规模增长迅速，但政策主导、政治意愿推动色彩明显，尚没有形成制度化的增长机制。中央的卫生转移支付肩负提高基层政府基本卫生支出责任落实能力、促进卫生领域公共服务供给均等化的重任。因此，中央财政应以法律或法规的形式明确规定卫生转移支付在中央财政转移支付中所占的比重及其动态调整办法，在较长时期内维持中央对卫生投入的增长力度不变。考虑到不同地方的财力差异，国家不宜对省级以下卫生转移支付规模进行统一规定，但省级财政应对卫生转移支付的财力来源和增长办法等做出制度化规定。

4.3.5 积极推动卫生转移支付制度立法

卫生转移支付的立法应立足于解决两个问题：一是解决卫生转移支

付的法理依据问题，即国家应通过相关法律，明确不同层级政府的卫生支出责任并据此确定不同层级政府在卫生转移支付中的权利和义务。二是解决卫生转移支付的操作依据问题，国家需要立法确定卫生转移支付的目标、转移支付主体、转移支付形式、资金来源、分配依据和方法、决策程序等内容。

卫生转移支付的立法应在我国转移支付体系立法的大框架下进行，特别是关于政府间卫生支出责任的划分应服从于政府间责任划分的整体需要，并且应尽可能地以宪法等高层级的法律形式加以规范。对卫生转移支付目标、形式、资金分配办法等的规定应以我国政府财力配置的总体规划为基础并兼顾卫生事业的特点和实际需要。

从长远来看，政府本级的预算收入更适合作为政府卫生支出的财力来源，稳定的、可预期的一般性预算收入能使地方政府对其当前及未来的财力水平有更为准确的判断，便于对卫生投入进行事前的、合理的统筹安排，这既符合事权决定财力的财政体制改革思路，又能避免政府卫生投入过分依赖专项支付所带来的不确定性及由此产生的寻租行为和短期行为。因此，转移支付只能作为政府间财力分配的一种修正补充机制，不能取代一般性预算收入成为政府财力分配的基础性制度。对卫生转移支付制度的优化只能是在财政收入的政府间分配体制未获得系统性调整之前的次优政策安排。

第5章 管制俘获视角的药品价格管制政策改革

　　始于 2006 年的药品加成政策导致了以药养医机制，扭曲了医生的用药行为，也使得医院因此而追求高价药，这是看病贵的重要制度性诱因。为破解"看病难、看病贵"问题，2009 年的新医改从一开始就将取消药品加成制度作为改革的重要内容。2012 年，卫生部就明确提出将取消药品加成制度作为当年改革的重要工作，并把实施"药品零差率改革"作为当年开始的县级公立医院改革的核心内容之一。实施"药品零差率"政策能够进一步规范县级公立医院的用药行为、减轻居民用药成本，但由于该政策的实施从根本上动摇了公立医院的收入框架，其得以顺利贯彻落实的前提是要对县级公立医院进行合理的收入补偿。县级公立医院改革实践中，也是把增加政府财政投入作为收入补偿的主渠道。但由于现有政策没有回答如何在坚持政府主导原则的同时充分发挥市场机制的作用、政府补偿责任的边界如何界定、各级政府如何分担补偿责任等问题，可能导致政府"投入换机制"的理想落空。本章试图从防止政府管制俘获的角度出发，以县级公立医院的药品零差率改革为起点，分析政府管制策略与市场价格决定体系间的协调机制、政策实践、成效与经验、改革措施等，在借鉴西方典型国家药品价格管制经验的基础上，为医药费用控制政策的优化提供建议。

5.1 管制俘获理论

管制俘获理论是从政府管制的利益导向着手，分析评判各种利益集团对管制政策形成的影响作用（李健，2012）。该理论认为：受管制企业会采取各种行动，使政府管制政策不但无法实现社会公共利益目标，反而有利于被管制企业的利益最大化，即政府管制政策最终会被受管制的企业所控制或俘获。管制俘获理论已经成为对政府管制最具挑战性的诘难。

随着经济生活的日趋复杂，自由市场的制度建设本身就意味着政府对市场活动设立更多、更细致的游戏规则，这意味着经济性管制并不会被完全解除，而是有所转变。另外，随着市场活动与社会行动的负外部性不断增加，普通民众遭遇各种未知风险境况的可能性大大增加，因此以健康维护、安全保障和环境保护为目标的社会性管制，越来越成为管制国家最重要的行动范围。实际上，在新自由主义放松管制的大潮中，社会性管制的地位，无论从法规颁布数量上看还是从执法强度上看，不仅没有受到冲击，反而越来越强化，并超过了经济性管制的地位。由此，在治理越来越重要的时代，管制国家的兴起具有必然性。由此，顾昕（2017）将新自由主义全球化背景下有关重新管制兴起的理论，称为新管制理论，而将以公共选择理论为基础的管制理论称为旧管制理论。

5.1.1 旧管制理论

建立在公共选择理论基础上的旧管制理论最早由诺贝尔经济学奖获得者乔治·施蒂格勒（Stigler，1971）提出，他在 1971 年发表的《经济管制理论》一文中指出："经济管制理论的中心任务是解释谁是管制的收益者或受害者，政府管制采取什么形式和政府管制对资源分配的影响。"

通过实证研究施蒂格勒得出如下结论：受管制产业并不比无管制产业具有更高的效率、较低的价格。他的这一结论是建立在以下假设基础上的：一是企业作为一种利益集团，对政府管制有特殊的影响力；二是政府管制者有各种利己的动机；三是政府的基本资源是权利，利益集团能够说服政府运用其权力为本集团的利益服务；四是政府管制者能运用自身的权力在社会各利益集团之间再分配利益；五是政府管制是特定利益集团的一种收益来源，是为适应利益集团实现收入最大化需要所产生的一种政策手段。

1976 年，另一位芝加哥学派的经济学家佩尔特兹曼（Peltzmanm）进一步发展了这一理论，并通过三个层次更全面地来阐述这一理论：

第一，管制俘获与市场失灵相联系。垄断会产生垄断利润。在无管制的情况下，垄断利润被垄断企业占有。在受管制的情况下，政府管制者被授予法律上的"分配权"，决定如何处理这些垄断利润。所以，被管制产业有一种经济激励，试图影响政府立法管制者，以尽可能建立对本产业有利的管制制度。出于同样的目的，被管制产业会尽最大努力去影响政府执法管制者。这样，各种利益集团为各自的利益相互竞争，以影响立法者和执法者，在不同层次上都形成了"政府管制市场"。

第二，政府管制者通常会被受管制企业所"俘获"。这是因为，管制结果对被管制企业的得失影响最大，被管制企业会运用多种手段与政府管制者分享垄断利润。政府管制者既然成为垄断利润的受益者，就会通过管制活动为企业创造垄断利润服务。只要政府管制者所分享的利益不超过垄断利润，企业的这种"寻租投资"就是值得的。如果在被管制产业中有两个或两个以上的企业面对一个管制者，这些被管制企业就会扮演一个托拉斯的角色，共同与管制者谈判，以保留尽可能多的产业垄断利润，但他们无论如何也不可能像只有一个垄断企业那样有效地对付管制者。而且被管制产业中企业的数量越多，或者企业之间的竞争越激烈，它们共同对付管制者的合力就越弱。而垄断利润在企业间的分配则决定于各企业的相对力量。相反，如果一个被管制企业面对一个以上的管制者，而且，它们是相互独立的，那么，它们就较难剥夺垄断利润。

第三，尽管存在政府管制俘获问题，政府管制在经济上还是有效的。无论管制者是否获得利益，被管制产业的产量和价格并没有多大差异，其主要差别只在于收入在各利益集团之间的分配。但按照威廉姆森（Williamson，1973）的解释，政府管制是在消费者与企业之间、企业与企业之间组织交易的一种方法，这种方法比不存在政府管制的情况下，能让具有不同市场力量的消费者、企业实行外部交易更有效。

可见，芝加哥学派对政府管制理论的基本观点是：具有特殊影响力的利益集团（被管制企业），能针对管制者的自利动机进行寻租活动，使管制者成为被管制者的"俘虏"，并参与共同分享垄断利润，这就使政府管制成为企业追求垄断利润的一种手段。理论上，管制俘获可以分为两种：一种是立法俘获，即管制政策制定在很大程度上代表了被管制者的利益；另一种是代理俘获，即作为代理人的管制者在管制过程中被其管制对象俘获。

而以埃莉诺·奥斯特罗姆（Elinor Ostrom）代表的布鲁明顿学派则以自我治理理论对管制理论进行了重新阐释。认为社群机制在某些特定的条件下能够在公共物品的提供和负外部性的抑制上发挥有效的作用，这其中有效的自我监督和管制对于社群治理的成功至关重要，因此政府管制的广度和力度值得重新考虑。

虽然研究视角有所不同，但旧管制理论的共识是：将政府管制者（或更广义的国家行动者）假设为自我利益而非公共利益的最大化者，更有利于对现实世界中政府管制的必要性和可能性进行实证研究。基于这样的理论假设，无论从决策过程还是从实施过程来看，政府管制极有可能并不会带来公众广泛利益的最大化，而是俘获者或管制者自身利益的最大化。因此，管制俘获理论是以否定政府管制和其他形式的政府干预为出发点的，特别是以芝加哥学派为首的政府管制俘获理论的总体影响是增强了反政府管制的倾向。

需要明确的是，尽管公共选择学派对管制研究产生了深刻的影响，尤其是推动了放松管制或解除管制的浪潮，但事实上，即使是接受公共选择理论思想的不少经济学家，也不一定拥抱解除管制的思想，他们试图从其他理论视角论证政府管制的必要性和合意性。

5.1.2 新管制理论

公共选择理论在公共管理思想上的革命意义在于否定政府的完美道德假定，将政府与市场主体一视同仁地假定为自我利益最大化的追求者。但这一理论也引起了政府及其官员究竟是公共利益的守护者还是自我利益追逐者的争论。对此，新管制理论既不简单否定政府捍卫公共利益的可能性，也不笼统否定管制者追逐自我利益的可能性，而是基于政府为社会福祉最大者的假设，以管制者与管制对象之间存在信息不对称为基点，在委托代理关系的框架中建立最优管制激励模型，进而，放松政府为公共利益捍卫者的假设，在管制者与管制对象存在合谋的各种条件下，建立若干次优管制激励模型，从而将管制俘获现象内生化（顾昕，2016）。

政府管制的合意性不仅能从理论上得到有力的解释，而且在现实中，政府管制也普遍存在，其在社会经济生活中所扮演的角色也越来越重要。在这种背景下，超越公共选择学派的各种新管制理论应运而生。

新管制理论的很多成果可以归为两个方面：一是关于管制政策的决策研究，即政策制定受什么因素影响，以及如何消除对社会不利的影响因素；二是关于管制政策的执行研究，即政府管制如何对被管制者产生效力以及管制者如何有更大的积极性以有效地执行管制政策。

管制俘获诊断的关键在于辨识行业特殊利益与超行业一般利益之间的差别，并且基于管制对被管制行业中龙头组织的潜在或实际的有利影响，来确认管制俘获的可能性和存在性。

5.1.3　最优管制机制的设计

实行价格管制是政府为保证市场供需双方利益最大化而对垄断行业必须采取的策略，但政府管制能否实现这一目标，必须面临信息、交易、行政三个方面的约束，基于不同的约束条件，可以设计出不同的管制机制。

5.1.3.1　基于信息不对称条件的机制设计方案

拉丰和梯若尔（Jean-Jacques Laffont & Jean Tirole，1986）主要从信息约束条件出发，分析了最优管制合约的设计。他们提出了两个极端方案，并认为在两个极端方案之间存在着一系列线性的最优激励合约，政府可以与供方（即被管制方，下同）讨价还价以实现最优管制执行。

其中第一个极端方案是弱激励方案，即成本加成合约，政府补偿不仅能覆盖供方所报告的成本，还能给予供方一定比例的盈余，此时的供方在成本控制上可谓零风险、零激励；第二个极端方案是强激励方案，即固定价格合约，政府向供方支付一笔固定的费用，而供方成为成本节约的剩余索取者，有极强的激励控制成本，甚至会偷工减料。拉丰和梯若尔认为，最优的管制合约存在于这两个极端方案之间，为防止管制俘获，管制者必须依据不同的情况，尤其是根据管制对象可能的应对之举，设计激励强度不同的各种管制合约作为应对之策。

被管制方供给成本的高低是管制政策是否能够发挥效能的重要前提条件。由于存在信息不对称，被管制者在真实成本上拥有私人信息，并出于最大化自我利益的考虑有可能瞒报或虚报成本，而管制者则无法确切地知道被管制者运营的真实成本。对此，拉丰和梯若尔认为，管制者防止被俘获的最优策略不是设法搞清楚被管制者的真实成本究竟是多少，而是将计就计，根据被管制者报告出来的成本信息来设计最优激励合约，从而使被管制者无法从成本的瞒报和虚报中受益。作为一种替代方案，借鉴标尺竞争理论（Andrei Shleifer，1985），管制者也可根据被管制者同行业的平均成本信息设计最优激励合约，从而进一步降低信息不对称对管制效果的负面影响。

5.1.3.2 基于政治委托理论的机制设计方案

政治委托代理理论发源于企业理论，但也被广泛用于公共政策的分析框架中，其中，管制决策者是委托人，管制执行者则被视为代理人。与企业的委托代理理论不同的是，公共政策领域的委托代理理论的成果主要集中在问责制度、监察制度、官僚体系中多委托人效应、委托人的道德损害等方面，其中，问责—监察制度与管制者的激励问题直接相关。

政治委托代理理论强调激励机制的设计必须基于对结果而不是对行为的考虑。在管制政策制订与执行过程中，由于委托人对代理人行为的监测成本巨大，因此对官员行为的监察远不如对行政结果的监察有效（Weingast & Mora，1983）。基于此，有效监察的关键就在于设计一份基于结果的奖惩办法，但关于奖惩，与企业不同，行政领域中事后奖惩手段的可获得性和强度一般不高，在一定程度上会削弱激励效果。

在包括管制执行在内的公共管理中还广泛存着多委托人的情形。多委托人在职能不能完全界定清晰的情况下，会出现推诿卸责现象，即委托人的道德风险，而基于企业的传统委托代理理论认为只有代理人才有道德风险问题。(Miller & Whitford，2006)。多委托人现象反映到代理人那里，就成为所谓的"共同代理"问题。即同一个代理人必须要面对不同委托人下达的诸多任务，而这些任务之间往往又存在着相互干扰甚至相互掣肘的问题。这些问题的存在导致每一个委托人实际上丧失了对代理人的控制，此时会产生所谓的"官僚自主性"现象，即官员自由裁量权的空间较大，不管是委托人还是委托人聘请的外部监督人，都不得不迁就于执行者的偏好与行为。2001 年，卡彭特（Daniel Carpenter）通过研究发现，当某些官僚机构的行政任务有着明确而独特的目标、其中的中层官员必须通过有效地提供这类服务才能逐步积累声望时，他们就会在部门内部形成技术官僚联盟，此时这类行政机构就会呈现"官僚自主性"，从而能够抑制来自不同利益集团的影响与控制。而在那些技术性不足的政策领域，官僚自主性难以形成，管制者被利益集团所俘获的现象也就层出不穷。

5.2　我国药品价格管制政策的改革与成效

药品价格管制是我国医药卫生管理体制的重要内容。医药费用水平居高不下且增长过快是中国医药卫生体制改革的根本动因，在历次改革中也多次尝试改革与优化药品管制策略，但作用和效果始终不够理想。因此，需要认真总结中国药品价格管制政策的经验教训，不断改革创新，减少价格政策不当所导致的扭曲效应，提高管制效率。

5.2.1 我国药品价格管制政策的历史沿革

我国药价实行政府指导价、政府定价和市场调节价三种形式。其中，纳入《国家基本医疗保险药品目录》的药品、少数生产经营具有垄断性和特殊性的药品，实行政府指导价或政府定价，其他药品价格由企业自主确定。所谓的药品价格管制，就是指政府制定指导价或政府直接定价，企业违反价格管制行为要承担法律责任，国家行政强制力为这种管制制度发挥效力提供了坚实的基础。

改革开放以来，中国对药品价格的管制方式与力度伴随着中国市场化改革进程的起浮而不断变化，先后经历了全面管制阶段（20 世纪 80 年代末到 90 年代初）、逐步放松阶段（20 世纪 90 年代初到 1996 年）、药品价格管制再探索阶段（1996 ~ 2000 年）、价格系统管制阶段（2000 ~ 2015 年）、市场定价阶段（2015 年 6 月以后）。①

（1）全面管制阶段。政府对药品的生产、流通企业实行生产与销售分开管理，绝大部分药品实行严格的三级价格管理（出厂价、批发价、零售价），且价格均由国家按成本加成法直接规定，其中：药品出厂价为生产成本加成 5%，批发价为出厂价加成 5%，医疗机构作为唯一零售渠道，按批发价购进药品后再加价 15% 向患者销售。

（2）逐步放松阶段。除极少数大宗基本药物仍实行出厂价、批发价和零售价管制外，绝大多数药品价格全面放开，但由于配套政策不完善，不但药价出现了持续暴涨的现象，药品购销领域也出现了不正当竞争、药品回扣泛滥等现象，社会反响强烈。

（3）药品价格管制再探索阶段。针对药品流通领域出现的严重问

---

① 曹健. 政府为何要取消药品价格管制 原定价方法存四大缺陷 [J]. 中国经济周刊, 2015（24）.

题，政府对药品价格又恢复了干预和管制，重申了成本加成法的定价基础，但减少了药品管制的品种，对专利药、原研药、新药等允许规定更高的加成率。到 2000 年，国家陆续出台了《关于改革药品价格管理的意见》《药品政府定价办法》《国家计委定价药品目录》等文件，确立了中国药品价格管制的基本政策框架。

（4）价格系统管制阶段。本阶段的特点是对药品价格的管制趋于系统化。药品价格管理区分为政府定价、政府指导价和市场调节价。政府的定价调整为只制定药品最高零售价格，企业和医疗机构在此价格之下，自主确定实际出厂、批发和零售价格。同时，对处方药和非处方药进行分类管理，设立药品价格评审中心专门负责药品定价成本、市场价格信息调查和定价测算。此外，政府在药价管制中还逐步引入市场机制，运用集中采购的手段控制药价。如 2005 年出台的政府定价目录就要求医疗机构药品多数通过省级药品招标采购，实行"带量采购"和"双信封"评价，以在药价降低的同时确保药品质量。部分地方还尝试在省级集中招标采购的基础上，医疗机构与供应商二次议价，进一步降低药品采购价格。

（5）市场定价阶段。2015 年 5 月，国家发改委发布《关于印发推进药品价格改革意见的通知》，全面落实市场化改革导向的新一轮药品价格改革举措，主要内容包括：一是从 2015 年 6 月 1 日起，国家取消了绝大部分药品的政府定价（麻醉药品和第一类精神药品除外），建立起以市场为主导的药品价格形成机制；二是建立由卫计委、医保局、企业、社团、群众代表等多方参与的药品价格谈判机制，运用市场手段控制有效专利药和独家生产药价；三是合理制定医保支付标准，强化医保控费作用，变主要规制价格水平为主要规制医疗行为和价格行为。

5.2.2　我国药品价格管制政策的效果评价

纵观中国的药品价格管制历史，历经多次管制方式、范围及力度的改革，我国药品的零售价格总体平稳，涨幅总体上不高于 CPI（见表5 –1），说明价格管制对于控制中国药品价格的增长速度发挥了重要作用。但是，如果从药品价格形成的角度来看，药价管制政策绩效则仍不能令人满意。存在的主要问题包括：药品价格虚高问题依然严重，医院很多药品价格仍高于零售药房销售价格；药品价格构成不合理，流通环节中的各项费用所占比例畸高，灰色利益链十分猖獗（古新功，2014）；虽然实施了药品集中招标采购政策，但由于政府在药品招标采购中过度强调低价中标，导致廉价药和低价优质药大量断供、假药横行；医保机构作为最大支付者不掌握药价制定权，无法充分发挥控制药价的作用；药价与药品临床价值脱节，由于药品质量和疗效一致性评价制度不健全，药品的安全性、有效性、经济性和质量可控性等在定价中无法体现。

表5 –1 2002 ~ 2015 年药品零售价格指数与消费者价格指数（CPI） 单位：%

年份	药品零售价格指数	CPI
2002	– 3. 5	– 0. 8
2003	– 1. 6	1. 2
2004	– 3. 2	3. 9
2005	– 2. 4	1. 8
2006	– 0. 9	1. 5
2007	2. 0	4. 8
2008	3. 1	5. 9
2009	1. 5	– 0. 7
2010	4. 2	3. 3
2011	3. 9	5. 4
2012	2. 1	2. 6
2013	1. 3	2. 6
2014	1. 7	2. 0
2015	2. 4	1. 4

资料来源：2003 ~ 2014 年《中国卫生统计年鉴》和 2015 ~ 2016 年《中国卫生和计划生育统计年鉴》。

　　虽然药品价格管制政策在一定程度上抑制了药品价格的过快上涨，但却未必能控制医药费用的上涨速度。表 5 - 2 数据显示，2010~2015年，我国医院药品费用特别是门诊药品费用增长率总体快于同期 GDP 和药品价格的增长速度。说明，药品价格的上涨不能完全解释药品收入的快速增长。此外，药品价格管制政策在抑制药品价格上涨的同时可能导致其他医疗费用增加，抑制对药品的研发投入，这些都会影响医疗资源整体使用效率。这些都说明，我国的药品价格管制政策在制度设计上仍存在缺陷，亟待纠正。

表 5 - 2　　　　　　　2010~2015 年各类医院收入与就诊费用

年份	药品零售价格指数	次均门诊费用（元）	其中：门诊药费收入（元）	年增幅（%）	次均住院费用（元）	其中：住院药费收入（元）	年增幅（%）
2010	104.3	166.8	85.6		6 193.9	2 670.2	
2011	103.9	179.8	90.9	6.19	6 632.2	2 770.5	3.75
2012	102.1	192.5	96.9	6.60	6 980.4	2 867.4	3.49
2013	101.3	206.4	101.7	4.95	7 442.3	2 939.1	2.50
2014	101.7	220.0	106.3	4.52	7 832.3	2 998.5	2.20
2015	102.4	233.9	110.5	3.95	8 268.1	3 042.0	1.45

　　资料来源：2011~2014 年《中国卫生统计年鉴》和 2015~2016 年《中国卫生和计划生育统计年鉴》。

5.2.3　我国药品价格管制政策存在的问题

　　药品是特殊消费商品，由于信息不对称，消费类别与质量很大程度上只能接受医院或医生的安排，而不能由消费者自行决定，这是药品价格虚高的重要原因之一，但管制政策的不合理也是其中的重要原因之一。

　　中国对药品价格的管制包括对药品产销全环节的管制，但以对药品终端零售价格的控制为主要目标，医院是药品销售使用的主渠道，因此，对医院药品销售药品价格的控制应当成为药品价格管制的重点。但在早期，中国的药品价格管制主要着眼于对药品生产销售企业的管制，医院及医生的用药行为对药品价格虚高的推动作用并没有进入政府的管制视野。

　　在药品产销环节，药品定价机制是以成本加成为基础，按社会平均成本定价为主。根据管制理论，价格管制有效的前提是对成本数据的精准掌握。但由于我国药品生产企业数量众多，加之企业之间技术水平、经营管理水平差异很大，使得政府很难测定药品产销成本，也就不能保证管制价格的科学性和合理性。政策目前存在的主要问题包括：第一，药品的临床价值难以体现。加成法只是从成本控制的角度设计成本规则与具体标准，药品的安全性、有效性、等效性和质量可控性等在定价中无法体现。第二，容易诱导企业虚报成本。药品成本应以社会平均成本为依据，但社会平均成本极难确认，政府只能依靠企业自行申报，企业为了获得较高定价，往往虚报成本。

　　可见，在药品价格管制中，由于成本监测困难，被管制者可以利用自己掌握真实成本信息的优势，通过游说或其他寻租手段，影响所在企业药品最高零售价的确定，可能导致成本越高的药品越受到政府管制政策保护的现象。同时药品价格管制政策无法充分体现对质优价高药品的保护，可能会出现"劣药"驱逐"良药"的现象，导致价格管制政策失灵。

　　对于医院，政府的管制策略是限制进销价差，即规定医院只能在进价的基础上顺加15%的差价进行销售。仍然是由于政府无法对医院的合理进价成本监测和判断，导致医院出现偏好高价药的现象，药价固定加成的管制政策不但不能控制医疗费用的上涨，反而成为医院通过药品进销差价获利的"尚方宝剑"。从本质上看，药品加成政策目标的多重性也是政策失灵的重要原因，改革初期，药品加成政策实际上是放权让利背景下政府对卫生财政投入不足的补偿机制，政府既希望医院借助加成政策保障医院的收入，又不愿意看到药品加成政策过分推高药价，政策目标的多元化使政策无法聚焦核心目标，从而导致了政策的失灵。

　　由于常规的药价管制政策难以奏效，我国政府也曾痛下"狠手"，运用行政手段强制降低药价。据统计，近 20 年来，国家发改委曾经 32 次强制降价①，强制降低药价确实能在短期内扼制药价的不合理上涨现象，甚至可能使药品价格下降，但是药品降价触动了药品生产及流通环节的利益分配机制，部分药企为保全自身利益，利用其市场优势地位，采取了强制断供的手段，导致部分药物一旦被强制降价后马上从市场上消失或换个身份重新上市逃避价格监管的现象，药品价格管制政策再次被俘获。

5.3　药品零差率改革

　　2006 年开始，原国家卫生部开始推行药品零差率改革试点，纳入试点范围的基层卫生服务机构按进价"零差率"销售药品，由此导致的医疗卫生机构收入损失由政府采取全额或部分补偿、购买服务等不同模式给予补偿。2009 年开始，政府开始推行基层医疗卫生机构实行基本药物零差率销售。2012 ~ 2013 年，药品零差率政策开始在更多县级医院中实施。明确提出逐步将公立医院补偿由服务收费、药品加成收入和财政补助三个渠道改为医疗服务收费和财政补助两个渠道。2013 ~ 2014 年，部

---

① 国家 32 次强制降药价均失败 购销两票制能成功吗［N］. 第一财经日报，2017 – 01 – 10.

分地区的市级和省级三级以上大医院也开始试点零差率政策。改革内容概括为"一减二调一补",即:减少药品费用;调整医疗服务价格,适当提高技术劳务为主的诊疗服务价格;调整医保政策,基本医疗保险按调整后的医药价格执行;加大对医院的财政补助。

药品差率管制本质上是一种行政干预手段,其目的是通过行政管制约束药价非正常上涨,政府要达成此目标,必须首先从理论上厘清政策的作用机制,并创造一定的市场条件加以配合。

5.3.1　药品零差率的控费机制

根据政府干预理论,对市场机制资源配置效果的不满意是推行政府管制政策的基本前提。在医疗卫生领域,国内外的医疗改革实践证明,市场机制在医疗资源配置方面存在以下缺陷:

第一,药品价格不是决定消费者药品消费行为的决定性因素。由于信息不对称,消费者没有独立决定药品消费品类和数量的能力,对药品价格不够敏感,药品消费需求的价格弹性不大。

第二,市场不能解决医疗服务供给和消费的公平性问题(吴松林、王静,2011)。供给不公平主要表现为医疗资源分布的区域间不公平,导致消费不公平的主要原因是价格太高限制了部分低收入群体的消费水平。

第三,单纯依赖市场机制不能提升公立医院的公益性,药品加成政策背景下,公立医院的逐利行为对药品价格的高企起到推波助澜的作用。

实施"药品零差率"政策的实质是由政府运用行政手段对医院的药品流通进行价格管制,防止市场价格机制对医院的药品采购及使用行为产生不良影响(侯忠建,2010)。理论上,药品零差率改革可以达到如下政策目标：

一是促进药价下降。改革的核心是剥夺了县级公立医院借助药品流通价差获利的权利，改革期望通过政府以财政收入对医院收入损失给予适度补偿，医院让出的获利空间（加成15％的部分）就可以全部或部分转换为医院药品销售价格的下降空间，这样就能在保证县级公立医院收入不受损失的前提下，促进药品价格的降低，减轻居民用药的经济负担（吕红，2012）。

二是规范医院（医生）的用药行为。由于改革切断了医院（医生）从药品销售中获利的利益链，所以理论上医院不再有使用高价药或多开药的偏好，在药品使用中能够更多地从疗效的角度选择药品品类和诊疗行为，避免不必要的医疗资源浪费。

5.3.2 政策缺陷

由于药品零差率政策不能从根本上改变医疗服务供需决定的信息不对称问题，医生作为药品消费决策中心的地位没有变化，虽然合法利益链条被切断，但医生其实仍有通过使用高价药谋取非法利益的动机和空间，医生用药不端行为主要依靠自律机制约束的局面也不会发生根本改变，因此，药品零差率政策的实际执行效果离改革预期会有较大差距。

药品零差率的政策缺陷可能表现在以下两个方面：

一是医院和医生的经济利益是相互独立的，药品零差率改革能够切断医院与药品价格和使用数量之间的制度化利益关联关系，但切不断医生与多开药和使用高价药之间的隐形利益链条，医生在药品使用上的不规范行为仍有可能发生。

二是无论是在改革前还是改革后，医生与药品使用不规范行为之间的利益关系都不是建立在正式制度安排之上的，只要药品的产供环节是市场化的，只要医生具有利用掌握的医疗技术选择诊疗路径、诊疗手段的权利，医生的个体利益就会与药品选择行为相关。药品零差率政策虽然取消了药品加成，但如果没有医院与医生之间分配制度的配套改进，没有对医生用药行为合理性的辨识与监管手段，对纠正医生的不规范用药行为所能起到的作用就相当有限。

虽然药品零差率政策因种种缺陷不可能从根本上改变医生的用药偏好，甚至不能完全地达到降低药价的预期目标，但是，药品零差率政策的实施，一方面能够通过政府财政的补偿，实现利益置换，以政府投入的增加换取药价的下降，体现公立医院的公益性；另一方面也能够通过增加政府投入增强县级公立医院服务能力，实现新医改"强基层、保基本、建机制"的政策理想。从这一角度看，药品零差率政策仍是当前的最优政策选择。当然，要使药品零差率政策的效应得以充分发挥，必须坚持以投入换机制的原则，在强调政府管制的同时，发挥市场竞争机制的力量，防止政府被管制对象俘获。

5.3.3 药品零差率改革中的管制俘获问题

药品零差率改革作为我国药品价格管制政策的"升级版"，其核心政策目标就是控制药价以阻止医疗费用的不合理上涨。但基于管制俘获理论，在药品零差率政策执行的过程中，政府也有被俘获的可能性，导致原定政策目标无法达成。

按照原有政策，医院可以在药品进价的基础上顺加15%确定药品售价，这部分加成收入的来源是市场，来源于消费者的付费。在医疗供方垄断的条件下，医院为追求更多的加成收入，可能会偏好使用价格更高的药品，从而导致药价与医疗费用的虚增。但在市场竞争激烈的情况下，医院为争取患者前来就诊，也有可能被动降低药品售价，从而导致无法足额获得15%的加成收入。取消药品加成后，如果医院以保障医疗服务供给能力为由，要求政府财政给予足额补偿，就会使医院原来需要通过市场竞争才能获得的收入转换为以政府直接投入的形式获得，收入获得的确定性增大了，获得难度也降低了，这种转换对保证医院收益显然是有利的。与此同时，如果药品零差率政策的实施仅仅是实现了医院收入来源的转换，由市场付费变成政府补偿，考虑到政府财政收入仍是来源于社会缴纳的税收，这种转换将不能实现社会公共利益的改善。如果政府的管制政策仅仅服务于医院利益最大化而无助于社会公共利益的改善，就意味着政府的管制政策被俘获了。

避免政府药价管制政策被俘获的关键不是限制医院的获利，而是要使政策能够引导医院改变医疗行为，主动减少对不必要的药品的使用，为患者及医保机构节省药费，从而使社会公共利益改善（卫生支出绩效提升）大于被管制企业的收益（药厂和医院的药费收入）增加。也就是说，对药品零差率政策而言，只有当药品降价给患者带来的费用节省额大于政府财政投入的增量时，改革才是有效的，政策目标才能实现。

5.4 国外药品价格规制的经验与启示

采用行政手段对药品价格进行规制以抑制药品费用的过快增长是世界各国的普遍做法。横向来看，各国国情不同、对市场与政府的关系认识不同，所采用的规制手段也就不同；纵向来看，经济社会发展的阶段不同，各国采取的规制手段也在经历着持续的演进过程。本节在比较分析主要典型国家药品规制政策手段的基础上，比较其差异，总结经验，以对我国药品规制政策的优化提供借鉴。

5.4.1 部分典型国家的药品价格规制方式

根据规制者规制方法的不同，世界各国采用的规制政策包括直接价格管制、补偿控制、预算和费用控制、公司利润和利润率控制以及价值定价等。从政策实践看，各国规制者通常都是正式或非正式地交叉采用以上政策。

5.4.1.1 日本

日本药品价格的管理由厚生劳动省医改局负责，管理的范围为列入保险目录的所有药品。根据日本《国民健康保险法》的规定，所有国民都纳入承保范围，未纳入医疗保险目录的药品不能报销，因此未纳入医疗保险目录的药品市场销售量很小，这就意味着日本几乎所有药品都纳入医疗保险目录，由政府对其价格进行管理。日本对药品价格的管理主要包括新药和仿制药两个方面。

（1）新药的价格管理。对于新药价格，日本采用与类似药品价格比较的基础上，结合新药的创新性、有用性和市场性进行加价调整（王子亮、叶露，2009）。

X 新 = 该药类似品种的日治疗费用 ×（1 + 该药品的修正加算率 A）

然后再根据该药品的用法用量计算其单位价格。若相同成分的药物在国外已经上市，则还需根据该药品的国外流通价格（采用美国、德国、英国和法国四国药品流通价格的算术平均值）进行调整。如果目录中无同类可参照药物，则根据成本计算新药价格。

（2）仿制药的价格管理。对仿制药则采取差别比例定价，首次进目录的仿制药价格确定为原研药的80%，后续再申请的仿制药按已有仿制药品中价格最低的确定，如果包括某一有效成分的药品数量已经超过20

个，再申请进入目录的仿制药价格则在目录中已有仿制药品中最低价格的基础上再乘以 0.9，① 目的是防止仿制药品价格的泛滥。

为减少药品保险价格与市场价格的差异，日本每两年对药价进行一次调整。药价调整时，按照每种药品在市场中每笔交易的价格和交易量计算加权平均价格，再加上该药调整前价格的一定百分比的方法来确定，简称为市场实际价格加权平均值调整幅度方式（王子亮、叶露，2009）。

5.4.1.2　芬兰

芬兰政府并不对药品生产企业的价格直接进行管制，而是通过医保补偿价格来控制市场中药品价格的形成。根据芬兰的法律规定，药品要想进入医保补偿范围，药品生产企业必须向药品定价委员会提交申请，并且其补偿价格应获得当局的认同。因此，一般情况下，只有非处方药（OTC）和不在补偿范围内的药品实行自主定价，而其他药品的价格都间接受到医保补偿体系的控制。芬兰政府主要通过以下措施来管控药品价格（成洁、翁开源，2017）。

（1）药物经济学评估。根据医保制度规定，芬兰政府要求制药公司在向药品定价委员会提交创新药物定价或其他申请时，必须要提供一份药物经济学评价，该评价必须可以证明药品的治疗价值并符合其成本收益。

（2）内外部参考价格。药品定价委员会在制订药品的医保补偿价格时，会参照国内市场中现有价格最低的含有相同活性成分的药品的价格，也可参照欧洲其他国家的批发价格或补偿情况。

（3）价格冻结。价格冻结是指政府强制性暂停或下调药品的批发价

---

① 郭莹，张惠玲，陈晶，袁红梅.日本药品价格政策研究及对我国的启示［J］.中国药物经济学，2010（4）：63－67.

格。芬兰政府曾于 2006 年首次实施价格冻结，将符合法定标准的所有药品批发价格统一下调5%。强制性冻结有时会带来药品制造商的抵制，他们会选择退出医保补偿目录，但更多的厂商会选择接受政府的冻结价格以使药品保留在医保补偿目录范围内。

芬兰虽然药品价格向市场放开，允许企业对药品进行自主定价，但政府仍可通过制定补偿目录、优化医保补偿体系来实现对药品价格的管控。结合我国国情，医保部门可充分利用其作为支付者的市场地位，通过合理制定医保报销目录和支付标准，以量换价，控制药品费用的不合理增长。

5.4.1.3 澳大利亚

澳大利亚的药品价格由药品保险咨询委员会（PBAC）进行管理，负责确定从药品批发商到药店的价格。PBAC 定价的主要考虑因素包括：一是对药品的使用分析情况；二是药品的成本；三是同类药品价格；四是药品生产企业提交的价格；五是其他国家同类药品价格；六是药品销量（龚向光、胡善联，2002）。

5.4.1.4 法国

法国政府对《药品报销目录》中的药品实行严格规制定价，定价由专门的药品价格委员会负责，凡是列入保险目录的所有药品均由政府负责确定价格，政府确定的目录内价格就是保险人付给医疗机构的补偿价格，但是医疗机构购买药品的价格可以通过与批发商协商而低于补偿价格，因此在销售价格和补偿价格之间可能存在差价。

5.4.2 经验与启示

表5-3总结了几种主要的药品价格规制方式的适用范围、优点及

在世界主要国家的应用情况。

表 5 – 3　　　　　　　　　　几种主要的药品价格规制方式

规制方式	适用范围	优点	代表性国家
定价管制	新药定价、药品调价管制	能够通行政强制手段将药品价格控制在较低水平	法国、瑞典、意大利、西班牙、日本
比较定价	具有可比性的国家	定价成本低、控制费用效果好	爱尔兰、葡萄牙、意大利（1994 年后）
参考定价	有可参照的同类药品的报销标准	能够促进药厂间的横向竞争	德国、荷兰、新西兰、瑞典（1993 年后）
利润控制	控制药品生产和销售利润在合理的范围内	控制药厂的利润水平，从源头上控制药价	英国、西班牙
强制削价	适用于药品价格在财务上威胁到医保报销时	药品降低效果快速且明显	法国、德国、日本、英国

资料来源：杜朝新等．国外药品价格规制经验对中国的启示 [J]．重庆医学，2013，42（34）：19 – 20．

综合各国药品价格规制的做法，以下做法或经验值得我国学习与借鉴：

（1）各国基于本国国情普遍选择了多种定价方式相结合的复合定价办法，总体上看，采用直接控制的国家比实施间接控制的国家药品价格水平低（常峰、张子蔚等，2009）。

（2）药品定价与补偿政策联合使用有利于有效控制药价，参考定价法融合了定价规制和补偿规制，可以同时从供方和需方入手控制药品价格，值得学习借鉴。

（3）科学的定价依据有利于合理确定药品的价格。药品价格的管理，其目的不应仅仅是降低药品的价格，而应从药理、药效、药物经济学和临床应用等方面综合考虑，通过合理确定药价，使制药公司、医疗保险公司、患者等各方利益得到合理平衡。

（4）对药品实施分类分级定价。目录外自主定价、目录内政府定价或政府指导价；创新药根据创新程度进行自主定价，仿制药采取按进目录顺序递减定价。在新药定价方面，可以借鉴日本的做法，制定创新药药效分类评价标准，制定创新药价格评价的对应加算方式，明确相应的加算率和计算公式，最后参照国外平均价格再进行调整。这样可以防止医药生产企业通过"改头换面"，按"新药"重新定价，即通过"新药审批"逃避定价规制。在仿制药价格管理方面，可以借鉴日本的做法，将首仿药的价格强制限定在原研药价格的一定比例，防止因为仿制药与原研药价格差距过大而导致仿制药泛滥。

（5）扩大政府定价的范围，将处方药全部纳入政府定价范围，从源头上控制药品的虚高价格，减少药品生产和流通环节的不合理利润，减轻群众药品费用负担。

5.4.3　药品价格谈判机制

对药品价格的直接管制虽效果直接，但不可避免地干扰了资源的市场配置，依照新管制理论，政府越来越重视市场机制功能的发挥，在此背景下，建立并推行科学的药品价格谈判机制就成为世界控制药价新的重要手段。根据各国的运用经验，药品价格谈判机制的成效首先取决于谈判参与方的谈判能力，同时也与谈判策略密切相关。

5.4.3.1　谈判的利益相关方

药品价格谈判的利益相关方通常包括药品生产厂商、谈判机构、支付主体等。各国谈判主体的确定与卫生服务体制高度相关（见表5-4）。但医疗费用的筹资方（或支付主体）通常都是谈判的关键主体。如英国实行国家卫生服务体制，由卫生部出面与药品生产厂商直接谈判，采用社会保险的德国则由社会保险基金参与谈判；以商业健康保险为主体的美国，则由代表美国药房市场的营利性机构——药品补贴管理机构负责协调谈判双方的利益。

表 5 - 4　　　　　　　　　　部分国家药品价格谈判参与方

国家	卫生服务体制	谈判主体	谈判对象
美国	商业保险为主	政府部门；医疗补助保险；医疗照顾保险；药房补贴管理机构	药品制造商
法国	社会健康保险	健康产品经济委员会（CEPS）	药品制造商
德国	社会健康保险	卫生保险基金	制药行业协会
澳大利亚	国家卫生服务	基本药品价格管理局（PBPA）	药品生产商
英国	国家卫生服务	卫生部	制药行业协会
加拿大	国家卫生服务	专利药品审查委员会、地方政府的医疗保险部门	药品生产商
匈牙利	社会健康保险	国家医疗保险基金	药品制造商

　　资料来源：袁雪丹，傅鸿鹏. 国外药品价格谈判机制对中国的启示［J］. 卫生经济研究，2015，343（11）：29 - 33.

　　在谈判主体的确定过程中，政府是否直接参与谈判在国际上是一个有争议的话题。一般而言，政府参与谈判能够促进药品谈判价格的下降，但具体效果仍取决于政府的议价能力。以美国为例，政府参与是期望能帮助医疗补助保险计划从药厂那里取得更大的销售折扣，但对医疗照顾保险而言，由于医疗照顾保险的市场较为分散，规模较小，联邦政府的议价能力反而不如拥有大量客户的药房补贴管理机构。美国退伍军人事务部的经验也证明，只有当药品有许多替代品时，联邦政府才能通过谈判取得更大的折扣。此外，政府介入谈判虽然可导致医疗照顾保险药品价格下降，但药品生产企业也会基于自身利益考虑利用市场力量向其他谈判主体（如医疗补助保险或美国退伍军人事务部）索取更高的价格。

5.4.3.2　谈判策略

（1）量价挂钩策略。一些国家在药品生产企业签订采购协议时，一般会通过承诺一定的采购量来换取采购价格的降低。如美国，管理药品计划的公司依靠量价挂钩来影响价格，美国退伍军人事务部的采购协议中通常承诺一定时期内购买特定数量的药品，这样通常能够在联邦政府供应计划价格的基础上再获得5%～15%的折扣。[①]泰国在疫苗价格谈判中则采取"独家垄断"策略，获胜产品将获得为所有公共卫生服务机构供货的权利。[②]

（2）处方集。处方集通常用来控制成本和限制处方药的使用，但处方集也可作为鼓励患者使用某些处方药的工具。在美国，一些医疗保险机构通过给予药品在处方集中的优势地位来获取药品生产商的药价折扣，同时，参保人也往往由于共付额较低而愿意使用处方集的药物，因此药商也愿意对进入处方集的药品给予较大的价格优惠。

（3）打包协议。如果在药品采购中从一家公司购买多个产品，可以采取打包协议的策略。打包协议通常会给出更大的折扣，这对采购者来说具有很大的吸引力，因为除价格优惠之外还可以节省谈判成本，不足之处是可能会阻碍药品市场正常的竞争。

5.4.3.3　对中国的启示

药品价格谈判作为国家控制医药费用的重要手段，在世界各国应用广泛。我国目前面临巨大的控费压力，应当结合我国国情，通过构建药

[①] Gretchen A. Jacoboson, Sidath Viranga Panangala, Jean Hearne. Pharmaceutical costs: A comparison of department of veterans affairs (VA), medicaid and medicare polices [R]. Congressional Research Service: United States, 2007: 9 – 10.

[②] Yot Teera Wattananon, Nattha Tritasavit. A learning experience from price negotiations for vaccines [J]. *Vaccine*, 2015, 33S: 11 – 12.

品价格谈判机制促进药价的降低。

依照国际经验，国家的政府机构直接参与谈判有利于获得更大的药价折扣，考虑到市场容量与议价能力的关系，我国应当在国家层面实行价格谈判以获得更大的谈判筹码。在谈判策略的运用上，由于我国药价谈判的重点是部分价格虚高的药品，可通过国家层面采用量价挂钩的谈判策略，运用使用量的优势吸引药厂给出更大的价格优惠。

5.5　避免药品价格管制俘获的政策建议

政府管制政策是对市场机制的纠正，运用的是非市场的手段，这也决定了被管制企业必须要运用非市场的手段才能去俘获管制者。所以，要防止政府管制政策被俘获，必须借助于市场的力量，运用价格机制对企业的行为进行约束，实现"激励性管制"。[①] 在药品零差率政策中，政府的财政补偿收入是被管制企业的利益源泉，因此，将市场竞争机制引入政府补偿机制设计，[②] 鼓励发挥市场竞争机制的激励约束作用，是防止管制俘获的关键。

5.5.1　关于药价管制策略选择的讨论

要达到控制药价的目标，政府目前有两种管制策略可供选择：一是取消药品差率管制，只限制药品最高零售价，鼓励以市场竞争控制药

---

① 刘华涛. 激励性管制下企业的策略性行为及其治理 [J]. 经济体制改革, 2013 (1)：103 – 106.

② 李欢. 价格管制下的质量竞争：以医疗服务市场为例 [J]. 统计与决策, 2013 (2)：64 – 67.

价；二是取消药品加成、实行零差率销售、以政府财政养医。

上述两种策略都希望通过制度设计改变医院（包括医生）对药品价格的偏好，从而规范用药行为。其中，第一种方案是通过限制药品最高零售价，建立医院与药品采购价格之间的利益关联关系——药品采购价格越低则医院收益越大，从而使医院偏好于使用低价药品；第二种方案则切断了医院收益与药品价格之间的利益关联关系，虽然医院无论是采购低价药还是高价药并不能直接影响医院的药品收益，但从市场竞争的角度看，采购低价药显然有助于降低医疗服务供给价格，有利于医院通过扩大服务供给量获得更大的经济收益。

这两种策略能否实现药价控制目标，都取决于市场竞争程度，取决于市场竞争能否成为医院用药行为选择的主要决定因素。但是，药品零差率政策在禁止医院通过药品销售获利的同时通过政府财政补偿机制保障医院既得经济利益，在不考虑增量的情况下，即便没有市场机制的作用，也可以通过利益置换实现药价的降低，因此对医疗服务市场竞争的依赖程度更小一些。新医改进行到今天，并没有改变医疗服务供需决定的信息不对称问题，也没有解决医疗服务供求间的不平衡问题，市场竞争实际仍不能对医院行为形成有效的激励和约束机制，在这种情况下，通过实行药品零差率政策，政府增加对医院的投入，实现利益置换，让利于民，就成为降低用药成本的一种现实选择。

5.5.2 补偿机制的设计

为在保证县级公立医院医疗服务供给能力的前提下实现医院用药行为的规范化，补偿机制设计应从以下几个方面进行。

5.5.2.1 补偿方式

补供方还是补需方？补供方是直接补偿，而补需方则是间接补偿。

如果选择补供方，就是要把政府的财力直接补偿给医院，无论在补偿中采用何种补偿标准，都会将市场竞争排除在医院补偿收入的决定因素之外。如果选择补需方，政府补偿资金将会借助医疗保障制度以购买服务的形式支付给医疗服务提供方，医疗机构是以提供服务的方式通过市场机制换取收入，市场竞争将会对医院可获得的补偿收入份额产生重要影响作用（陈瑶、朱晓丽，2010）。

5.5.2.2　补偿比例

补偿比例的确定包括两个方面：一是财政补偿金额占县公立医院改革减收金额的比例；二是财政补偿与市场补偿的比例配置。前者是补偿总额问题，后者是补偿结构问题。

合理的补偿是公立医院实现公益性的基本保障（葛锋、胡静，2012），但这并不意味着我们要对县级公立医院因零差率改革而减收的部分给予100%的补偿。如果医院原先必须通过市场竞争才能获得的收入现在完全由财政拨付，县级公立医院面临的市场竞争压力会大幅度下降，这不利于医院医疗服务供给价格的下降和供给效率的提高。

从补偿结构上看，财政补偿与市场补偿必须搭配使用。财政补偿的出发点是保障县级公立医院必要的服务能力，根据医院实际提供的服务量给予适当补贴是较优的补偿办法。在改革初期，可以根据县级公立医院改革前一定时期内的平均服务量为标准给予补贴，过渡期后，则应转换为根据医院的实际服务供给量为标准给予补贴。除此之外，医院应力争获得市场的补偿。市场补偿可以有两种渠道：一是允许医院提高诊疗费标准，通过医疗保障获得支付，提高单病例的服务收入水平；二是在政府给予部分补偿的基础上，医院获得降低医疗服务价格的空间，通过市场竞争提升医疗服务供给量，从而得到收入补偿。市场补偿的内容是县级公立医院改革减收中未得到财政直接补偿的部分，考虑到县级公立医院市场竞争力不足的实际状况，目前应把提高诊疗费标准作为主要的市场补偿方式。诊疗费的提高标准应以医院诊疗服务成本为依据，但不能以成本的100%补偿为标准。因为根据前文的设计，县级公立医院能够获得政府的财政补偿，整体医药费用水平具备低于同类型的非公立医院的条件，在市场中已经具有更强的价格竞争力，在此情况下，县级公立医院有能力通过市场竞争以及医疗服务的需求持续释放获得更大的医疗服务供给机会。因此，诊疗费标准的提高，既要考虑成本补偿的需要，又要为医院通过市场竞争获得收入补偿预留一定的空间，保证医院有动机通过提高服务效率、提高服务质量获得市场给予的经济补偿，保证自身经济利益不受损失。

5.5.2.3 补偿对象

政府药品价格管制政策的基本机理就是要改变医院的利益激励机制，引导其采取符合政府预期的行动。实践证明，医生才是医院用药行为的核心决策者，政府对医院的激励必须传递到医生身上才能发挥作用，所以财政补偿机制的设计必须考虑在对医院补偿的同时如何实现对医生的补偿。

承认医院既得利益的同时也要承认医生的既得利益。医生在医疗服务提供中居于核心地位，补偿机制必须体现医生的价值。因此，在补偿机制设计时，对医生的收入水平应有一个科学、合理的评价体系，医生的体制内收入水平是否合理，是否能够反映其人力资源价值？如果是，则需对其不合法收入进行严厉打击，在改革时就无须考虑因改革给其带来的收入损失（可能是非法收入）。如果医生的体制内收入未达合理水平，改革又进一步损害了其合理的既得利益，则必须通过制度的设计优化保证其收入的合理化，否则改革将无法实现正向激励。

5.5.2.4　分类管理

根据本书的设计，补偿机制设计的关键是要强调对市场竞争机制的运用，但是，对于不同地区、不同类型的县级公立医院来说，其所处的市场环境不同（如服务能力、市场空间等），对市场机制的可利用程度也不同，因此，补偿机制的设计应坚持分类管理的原则，应针对不同的县级公立医院，采用不同的补偿策略。

一般而言，县级公立医院可以区分为纯粹的县级医院（一般位于较贫困地区）、县级市医院、市辖区医院三类。三个类别中，后面的类别较前面的类别有更大的市场扩展空间，能够通过市场竞争提高服务量，增加收入，对这些医院可以在财政补偿的同时鼓励他们努力市场竞争获得收入补偿。而单纯的县医院因为市场空间狭窄，没有太大的扩展余地，加上自身服务能力不强，单纯依赖市场机制无法维持县医院的基本收支平衡，[①] 政府就必须为这类医院提供相对充裕的财政补助资金以维持其基本服务供给能力，促进基本医疗服务供给能力的均等化。

综上所述，补偿机制的设计应综合利用财政补偿和市场补偿两种方式，在保证县级公立医院基本服务能力的基础上，充分利用市场竞争机制，鼓励县级公立医院发挥自身竞争优势，努力扩大医疗服务供给量、提高服务效率，才能真正实现国家"以补偿换机制"的政策初衷，避免管制俘获，以科学、合理的机制鼓励县级公立医院规范用药行为，最终达到减轻居民用药负担的政策目标。

5.5.3　药品集中采购制度改革

运用好集中采购制度、充分发挥医保机构的集团购买优势是防止药

---

① 实际上，按照国家对医疗服务供给体系的设计，也不鼓励县级公立医院规模的过分扩张。

品管制政策被俘获的重要路径之一。近年来，我国药品集中采购制度不断改革优化，对促进药价回归合理水平方面发挥了较大作用，但也存在一些突出问题。① 突出表现在以下几个方面：

第一，量价脱钩。由于只招价格不带量，制药企业缺乏销量预期，难以根据销量确定药价的优惠幅度。

第二，竞争不足。仿制药质量水平总体偏低，难以与原研药在同一质量水平上公平竞争，部分原研药价格长期明显高于周边国家和地区，"专利悬崖"迟迟未在中国发生。

第三，采购分散。采购主体层级较低，采购量分散，导致采购方议价能力不足。同时，由于不同地域间政策差异，无法形成统一市场，弱化了市场竞争机制。

第四，政策缺乏协同。药品采购、使用、医保支付、货款结算等措施衔接配合不够，难以协同发挥作用。

针对这些问题，党和国家通过机构改革，于2018年正式成立了中华人民共和国国家医疗保障局（以下简称国家医保局），整合了药品招标采购、价格管理和医保基金管理支付等职能，理顺了管理体制，使医保基金的买方力量形成合力。同时，国家强力推进仿制药一致性评价，越来越多的仿制药能够达到与原研药一致的质量水平，为仿制药参与市场竞争提供了质量保障。此外，国家持续推进的减税降费改革也为降低药价提供了政策空间和市场环境。这些政策与环境的变化为国家实施药品集中采购改革提供了有利条件。结合西方国家的经验，下一步我国药品集中采购应主要从以下几个方面进行改革：

首先，实施联盟采购。由国家医保局、卫健委、药监局等部门组织

---

① 新华社. 减轻药费负担——国家医保局有关负责人就国家组织药品集中采购和使用试点方案答记者问 [EB/OL]. 中华人民共和国中央人民政府网站，http：//www.gov.cn/zhengce/2019－01/17/content_5358845.htm.

领导，协调主要城市及其公立医院组成采购联盟，汇集市场需求和力量，提高谈判议价能力。

其次，统一医保支付标准。医保基金对同一通用名不同商品名的药品，应按相同支付标准支付，引导参保人合理用药。同时，通过总额预付的方式，鼓励医疗机构及时与药品供应企业进行结算，降低药企资金成本和交易成本。

再次，鼓励医院使用集中采购中选的药品，将中选药品使用情况纳入医疗机构和医务人员绩效考核，对不按规定使用中选药品的医院和医务人员进行惩罚。

最后，加强监督及激励，保障中选药品的质量和供应。

第6章 财政补助控制居民医药费用的效果评价

控制医药费用是世界各国医改的永恒主题。2009年开始的新医改中，我国政府投入巨额资金重构医疗卫生服务供给体系，其核心目的正是为了有效控制医药费用，促进医疗服务供给的价格适宜以及普惠公平。根据历年《中国卫生统计年鉴》的数据，政策目标已经部分达到预期：2008~2015年我国门诊和住院费用的年增长率呈逐年下降趋势，特别是2011年和2012年，年增长率相对以前年度出现了较大幅度的下降，但2012年之后，年增长率的下降幅度逐步趋缓。居民医药费用年增长率的快速下降令人鼓舞但尚存忧虑。值得警惕的是，居民医药费用年增长率"昙花一现式"的快速下降是对政府新医改决心"策略性"的短期回应，还是市场供需均衡状态的真实反映？新医改以来，我国政府相关医改政策控制医药费用的传导机制是什么？效果如何？针对这些疑问，本章拟在文献分析的基础上，运用实证方法对2009年新医改以来财政投入控制居民医药费用的效果进行实证研究。

6.1 居民医药费用的决定因素——文献回顾

现有文献中，国内外研究者对医药费用决定因素的研究多是在实证研究的基础上进行，所关注的决定因素可区分为宏观社会经济因素、医疗服务供方因素和医疗服务需方因素三个方面。

6.1.1　宏观社会经济因素

一般认为，经济发展水平、城镇化和老龄化是影响医药费用的三个主要宏观因素，但三种宏观因素促进医药费用增长的贡献程度并不相同。经济发展水平是导致医药费用增长的最根本原因，史密斯（Albel Smith，1967）和普赖尔（Pryor，1968）早已指出，医疗卫生支出主要受 GDP 的影响。由于城乡间居民收入水平存在明显差异，实证研究发现城镇化对医药费用增长的贡献系数最大（徐长生等，2015），余央央（2011）发现老龄化与医药费用增长存在正相关关系，但也有文献（刘西国等，2012；杨燕绥、张丹等，2016）认为老龄化并不是拉高医药费用的主要原因，且老龄化对门诊费用和住院费用的影响效果存在方向性差异（赵丽琴等，2016）。

6.1.2　医疗服务供方因素

医院作为医疗服务的供给方，其对医药费用增长的影响主要通过市场机制来发挥作用。研究证明医疗机构供方之间的竞争能有效降低医药费用（李林、刘国恩等，2008；樊敏杰、刘国恩，2013）。但研究也发现了医药费用决定与市场价格决定机制不相吻合的现象。如田侃等（2007）的实证结果表明，医疗卫生机构数量越多，卫生总费用越高；谭华伟等（2017）的研究发现医院债务规模扩张显著促进了住院费用、门诊费用增长；医患双方间信息不对称及其由此导致的诱导需求、过度医疗等现象也是导致我国医药费用过快上涨的重要原因之一（李梦华等，2015；朱继武，2015）。此外，新医改以来，我国政府针对医院特别是公立医院采用的规制和激励政策等也成为影响医药费用增长的重要因素（田侃等，2007；佟珺等，2010；庞家玲等，2015）。

6.1.3　医疗服务需方因素

患者作为医疗服务的需求方，收入水平显然是决定其医药费用的最主要因素。纽豪斯（Newhouse，1977）认为医药费用增长中超过90%的变化可以由收入的变化来解释。我国学者赵郁馨等（2000）、陈洪海等（2005）对我国医药费用增长的研究也表明医疗支出的收入弹性大于1。而在收入水平一定的前提下，医疗保险制度能够通过降低自付医疗支出（谢明明、王美娇等，2016）、干预患者就诊行为（甘筱青、尤铭祥等，2014）等影响医药费用水平。除收入因素外，邱雅、孙青川（2016）的研究发现环境、受教育程度与个人医疗支出也存在相关关系。

现有文献中，经济发展水平、患者收入等需求因素对医药费用决定的主要影响作用已经得到了确认，但是医院供给因素和政府投入政策对医药费用的影响机制仍不清晰，对作用效果上甚至现出了截然相反的实证结果。此外，现有文献中也没有对医院供给成本因素、医疗服务供需对比状况等因素影响医药费用的机制与效果进行研究。鉴于此，本章在借鉴现有文献研究成果的基础上，引入医院供给成本、医疗服务供需对比状况、政府卫生投入力度等变量，对现有的医药费用决定的分析模型进行拓展和优化，运用2009~2016年《中国卫生统计年鉴》的相关数据，分析宏观经济及医疗服务市场运行数据及相关政策变量对医药费用变化的影响作用，并以此为依据探讨财政补助等政策对医药费用控制的政策效果。

6.2　居民医药费用的决定因素——理论分析与假设

医药费用的增长作为一种市场现象，在本质上是由医疗服务的供需水平及其对比关系决定的。理论上，一国或地区医药费用的变化可用以下几个方面的变量加以解释：一是物价因素；二是供给因素；三是需求因素；四是供需对比关系因素。无论是供给因素还是需求因素，政府的管制或补贴政策都会对其产生重要影响。比如，由于医疗服务的重要民生特征，政府会通过财政补贴降低医疗服务的供给成本或提高居民对医疗服务的支付能力，其中政府卫生投入中补供方的部分旨在降低医疗机构特别是公立医院的供给成本，而补需方的部分则期望提高居民支付能力。综上所述，医药费用的决定因素至少应当包括物价因素、需求因素、供给因素、供需对比关系、政府投入政策五个方面。

6.2.1　消费者价格指数与医药费用

药品、医疗器械、耗材等是医疗服务的主要物质载体，因此物价上升将会助推医药费用上涨。新医改以来，虽然政府对医药费用的严格管制会使医药费用与物价的波动产生一定的偏离，但总体而言，医药费用与消费者价格指数应当存在正相关关系。由此提出理论假设：

H1：消费者价格指数与医药费用呈显著正相关关系。

6.2.2　居民支付能力与医药费用

居民购买医疗服务的支付能力取决于由人均 GDP 所决定的收入水平

和个人卫生支出比例。理论上，人均 GDP 越高的地区，居民购买医疗服务的支付能力越强，在人均 GDP 一定的情况下，个人卫生支出比例越低，则能进一步提高个人购买医疗服务需求的支付能力。即：人均 GDP 与医药费用正相关，而与个人卫生支出比例负相关。但是，从医改实践看，个人卫生支出比例的大小是医药费用分担制度改革的结果，是政府卫生财政投入的政策效应而非个人支付能力自然提升的结果。因此，为避免变量间共线性的影响，在后续的分析中，不再单独分析个人卫生比例对医药费用的影响，而是以政府卫生支出占财政支出的比例来综合表达政府财政补助对改变医院供给成本和个人卫生支出比例的政策效果。据此，本书对居民支付能力与医药费用的研究假设为：

H2：人均 GDP 与医药费用呈显著正相关关系。

6.2.3 医疗服务供给规模、成本与医药费用

医院床位数是反映医院医疗服务供给规模的主要指标，而人力资源成本则是医疗服务供给成本的主要组成部分。理论上，医疗服务供给因素对医药费用的影响可能存在两种机制：一是医疗服务供给规模越大时，在医疗服务需求相对不变的情况下，医药费用将趋于下降；二是医患双方间的信息不对称现象使医疗服务供方拥有强大的需求诱导能力，从而抵消过剩的医疗服务供给量，此时医药费用将主要由供方成本决定。实践中，上述两种作用机制孰强孰弱将决定医疗服务供给因素与医药费用呈正相关还是负相关关系，而这又与政府对医疗服务市场信息不对称的管制政策强度及有效性有关。考虑我国医疗服务市场的实际，本书倾向于认为，医疗服务供给成本的增加将会导致医药费用的升高，由此提出研究假设：

H3：医疗服务供给成本与医药费用呈显著的正相关关系。

6.2.4 医疗服务市场供需对比关系对医药费用的影响

病床使用率指标能够较好地反映医疗服务供给与需求之间的对比关系。理论上，病床使用率变化对医药费用的影响可能存在两种机制：一是成本传导机制，病床使用率高，医院为每个病人提供医疗服务所分摊的固定资产成本更低，单位医药费用有降低空间；二是市场价格决定机制，病床使用率高，表明医疗服务需求相对于供给提升的速度更快，医疗服务供给方有提高医疗服务价格的市场优势。由于公立医院仍是当前我国医疗服务的主要供给者，且公立医院的固定资产一般由政府财政资金投入建设或购置，公立医院一般无须在医药费用中分摊建筑物、大型医疗器械等的购置成本。因此，本书认为病床使用率仍主要通过市场供需关系对我国医药费用的变动产生影响，即存在如下研究假设：

H4：病床使用率与医药费用呈显著的正相关关系。

6.2.5 政府补贴与医药费用

政府对卫生领域的补贴对医院的供给成本能产生重大影响。新医改以来，我国财政对医疗卫生领域"补供方"和"补需方"兼顾的投入格局已经形成。政府补需方的支出降低了个人卫生支出比例，提高了个人对医药费用的负担能力，而政府补供方的支出则旨在降低医疗机构的医疗服务供给成本，为医疗机构降低医疗服务价格提供支持。实践中，抑制医药费用的过快增长也是政府卫生补贴政策的核心目标之一。因此，本书认为政府卫生支出占财政支出的比例与医药费用呈负相关，即政府卫生支出占财政支出的比例越高，医药费用则相应越低。

H5：政府卫生支出比例与医药费用呈显著负相关关系。

6.3 政府卫生投入对居民医药费用影响结果的实证分析

始于 2009 年的新医改是我国改革开放以来政府卫生政策的重要分水岭，政府对医院、医保、医药领域诸多改革措施对此期间的医药费用变化产生了重大影响，政策绩效也有待验证。本节选取我国 2009 年以来的医疗服务供需量、医药费用、政府卫生投入等的分省面板统计数据为研究样本。所用数据均来源于 2009～2014 年《中国卫生统计年鉴》和 2015～2016 年《中国卫生和计划生育统计年鉴》。同时，为消除不同数据取值类型及大小对分析结果的影响，对所有样本数据取对数处理。

6.3.1 模型构建与变量说明

医药费用区分为住院次均费用和门诊费用，两种费用具有独立性，需要分别进行建模分析。基于前文的理论分析，本书将物价、医疗服务供给、医疗服务需求、医疗服务供需对比、政府卫生投入政策等因素纳入分析模型。但这些因素中，供给因素、需求因素、供需对比因素及政府投入政策因素均有多个变量与之对应。其中供给因素可用医疗机构床位数、医院人员数、卫生人员数等不同变量来表达；供需对比关系可分别用公立和民营医院的病床使用率进行衡量。由于同一类因素的不同变量对医药费用都有影响，但哪一个变量的影响作用更显著并不明确，因此需要建立多个对照模型进行比较分析。

基于前文的理论分析和研究假设，本书针对住院次均费用构建了如式（6-1）、式（6-2）、式（6-3）、式（6-4）的模型：

$$ZYFY_{it} = \beta_1 CPI_{it} + \beta_2 PGDP_{it} + \beta_3 YYRYS_{it} + \beta_4 MYSYL + \beta_5 GZCBL + \alpha + \varepsilon_{it}$$
$$(6-1)$$

$$ZYFY_{it} = \beta_1 CPI_{it} + \beta_2 PGDP_{it} + \beta_3 YYRYS_{it} + \beta_4 GLSYL + \beta_5 GZCBL + \alpha + \varepsilon_{it}$$
$$(6-2)$$

$$ZYFY_{it} = \beta_1 CPI_{it} + \beta_2 PGDP_{it} + \beta_3 WSRYS_{it} + \beta_4 CWS + \beta_5 MYSYL$$
$$+ \beta_6 GZCBL + \alpha + \varepsilon_{it}$$
$$(6-3)$$

$$ZYFY_{it} = \beta_1 CPI_{it} + \beta_2 PGDP_{it} + \beta_3 WSRYS_{it} + \beta_4 CWS + \beta_5 GLSYL$$
$$+ \beta_6 GZCBL + \alpha + \varepsilon_{it}$$
$$(6-4)$$

上述模型均基于研究假设 H1～H5 构建，模型 6-1 和模型 6-2 分别对民营医院床位使用率（*MYSYL*）和公立医院床位使用率（*GLSYL*）进行比较分析，模型 6-3 和模型 6-4 则用卫生人员数（*WSRYS*）和医疗机构床位数（*CWS*）替换医院人员数（*YYRYS*），并分别结合民营和公立医院床位数进行交叉分析。

将模型中的 *ZYFY* 替换为 *MZFY* 时，上述模型则可转化为门诊次均费用的分析模型。模型中相关变量的说明见表6-1。

表6-1   变量设置与说明

变量类别	变量名称	变量符号
医药费用水平	门诊病人次均医药费用	*MZFY*
	住院病人次均医药费用	*ZYFY*
物价因素变量	消费者物价指数	*CPI*
供给因素变量	卫生人员数	*WSRYS*
	医疗机构床位数	*CWS*
	医院人员数	*YYRYS*

变量类别	变量名称	变量符号
需求因素变量	人均 GDP	*PGDP*
	个人卫生支出比例	*PZCBL*
供需对比因素变量	公立医院病床使用率	*GLSYL*
	民营医院病床使用率	*MYSYL*
政府投入政策变量	政府卫生支出比例	*GZCBL*

6.3.2 变量相关性的分析与检验

在建立实证分析模型之前，需先将理论假设中的相关解释变量与代表医药费用水平的被解释变量进行相关系数检验，检验结果见表 6-2。值得注意的是，当选择门诊费用（*MZFY*）作为被解释变量反映医药费用支出水平时，与其他解释变量之间的相关系数跟选择住院费用（*ZY-FY*）作为被解释变量时的相关系数在方向上基本保持一致，但相关系数值却普遍偏小。主要原因可能是门诊费用相对于住院费用的平均金额较低，且政府的医保补贴一般只对住院病人支付，门诊费用一般不包含在居民医保报销的范围之内。因而，选择住院费用（*ZYFY*）反映居民医药费用负担水平，并研究其与政府医疗投入等政策变量的相关关系更加切合实际。从相关系数结果看，物价因素变量（*CPI*）、需求因素变量（人均 GDP）、供给因素变量（*WSRYS*）、供需对比因素（*GLSYL*）变量与被解释变量存在显著的正相关关系；而供给因素变量（*CWS*）、供需对比因素（*GZCBL*）与被解释变量存在显著的负相关关系。鉴于此，本书将依据表 6-2 中的相关系数矩阵结果建立相关的实证回归模型。

表 6 – 2 变量相关系数

	CPI	*YYRYS*	*WSRYS*	*CWS*	*PGDP*	*PZCBL*	*GLSYL*	*MYSYL*	*GZCBL*	*ZYFY*	*MZFY*
CPI	1										
YYRYS	-0.190 **	1									
WSRYS	-0.173 **	0.985 ***	1								
CWS	-0.194 **	0.967 ***	0.983 ***	1							
PGDP	-0.236 ***	0.276 ***	0.168 **	0.086 **	1						
PZCBL	0.038	0.556 ***	0.52 ***	0.577 ***	-0.024	1					
GLSYL	-0.112 **	0.487 ***	0.456 **	0.486 **	0.103 **	0.253 ***	1				
MYSYL	-0.083 *	0.211 **	0.279 **	0.3 **	-0.184 **	-0.063 *	0.442 ***	1			
GZCBL	0.134 ***	-0.65 ***	-0.549 ***	-0.515 ***	-0.718 ***	-0.449 ***	-0.303 **	0.117 **	1		
MZFY	0.197 ***	-0.197 ***	0.076 *	-0.016	0.879 ***	-0.104 *	0.095 **	-0.08 *	-0.636 ***	1	
ZYFY	0.324 ***	-0.386 ***	0.264 ***	-0.226 **	0.736 ***	-0.113 **	0.214 **	-0.088 *	-0.655 ***	0.830 ***	1

注：*、**、*** 分别表示相关系数在 10%、5%、1% 的置信度下通过了显著性检验。

6.3.3 基于不同模型的回归分析

本书运用 EVIEWS8.0 检验物价指数、医疗服务供给成本、居民支付能力、医疗服务供需对比关系、政府卫生投入政策等与医药费用之间的关系，以分析不同类型变量对医药费用的影响机制与作用。根据式 (6-1)、式 (6-2)、式 (6-3)、式 (6-4) 列示的模型进行回归，统计软件报告的结果如表 6-3 所示。

表 6 – 3 不同回归模型的回归分析结果

变量		模型 6 – 1		模型 6 – 2		模型 6 – 3		模型 6 – 4	
		回归系数	p 值	回归系数	p 值	回归系数	p 值	回归系数	p 值
物价因素	*CPI*	0.613 ***	0.004	0.484 *	0.070	0.826 ***	0.000	0.517 **	0.039
需求因素	*PGDP*	0.631 ***	0.000	0.629 ***	0.000	0.538 ***	0.000	0.522 ***	0.000

续表

变量		模型 6-1		模型 6-2		模型 6-3		模型 6-4	
		回归系数	p 值	回归系数	p 值	回归系数	p 值	回归系数	p 值
供给因素	YYRYS	-0.034	0.160	-0.040*	0.099				
	WSRYS					0.280***	0.005	0.327***	0.001
	CWS					-0.324***	0.001	-0.379***	0.000
供需对比因素	MYSYL	0.025	0.827			0.121	0.278		
	GLSYL			0.175	0.411			0.467**	0.025
政府卫生投入因素	GZCBL	-0.111	0.298	-0.110	0.285	-0.231**	0.022	-0.213**	0.024
模型拟合优度	R^2	0.776		0.778		0.801		0.808	
	Adj. R^2	0.769		0.770		0.793		0.799	

根据统计软件报告的各模型的回归结果,可以接受原假设 H1、H2、H5,对于研究假设 H3,只有在选择用卫生人员数(WSRYS)表达医疗服务供给成本因素时才能接受原假设,而用医疗机构床位数(CWS)变量表达的医疗服务供给规模则与住院次均费用呈负相关关系,原假设被拒绝。对于研究假设 H4,则只有在选择公立医院病床使用率(GLSYL)表达医疗服务供需对比状况时才能通过验证。另外由表 6-3 可知,模型 6-4 中各变量的显著性均在 5% 以内,且 AIC 和 SC 准则反映出的模型拟合效果最为理想。因此,本书拟采纳模型 6-4 的结果进行分析。

$$ZYFY_{it} = 0.517 \times CPI_{it} + 0.522 \times PGDP_{it} + 0.327 \times WSRYS_{it} - 0.379 \times CWS_{it}$$

$$(0.247^{**}) \quad (0.050^{***}) \quad (0.098^{***}) \quad (0.097^{***})$$

$$+ 0.467 \times GLSYL_{it} - 0.213 \times GZCBL_{it}$$

$$(0.205^{***}) \quad (0.093^{**})$$

Adj. $R^2 = 0.799$;Log likelihood $= 72.499$;A. I. C. $= -1.081$;S. C. $= -0.944$

由上式可知,医疗机构床位数(CWS)、政府卫生支出比例与住院次均费用呈显著的负相关关系，CPI、人均 GDP、卫生人员数、公立医院病床使用率则与住院次均费用正相关。其中，医疗机构床位数和卫生人员数两个供给因素变量对住院次均费用产生了方向相反的影响效果：医疗机构床位数每增加 1%，住院次均费用将下降 0.38%，而当卫生人员数增加时，住院次均费用则趋于上升。此外，模型回归结果也显示，政府卫生支出比例每增加 1%，住院次均费用将下降 0.21%，这在一定程度上证明了政府卫生投入政策在控制医药费用方面的有效性。

6.4　加强居民医药费用控制的政策建议

2017 年 11 月，波士顿咨询在北京发布《跨越式发展：价值导向型医疗在中国》，报告指出，随着中国疾病负担日益加大，价值导向型医疗对中国未来发展意义重大。价值导向型医疗的基础在于坚持三项基本原则：第一，系统性衡量对患者重要的医疗效果以及为了在医疗全程确保疗效而产生的必要成本；第二，持续追踪不同细分患者群体的医疗效果和成本；第三，量身定制干预措施，提升对细分患者群体的价值。但其核心理念仍是基于医疗效果进行诊疗路径的选择与医药费用的有效控制。随着中国经济逐步进入高质量发展阶段，在经济增速逐步放缓的背景下，居民对医疗服务的追求也必须同时兼顾医疗效果的提升和医药费用的可控。本节基于前文的分析结论对我国未来居民医药费用的控制提出相关政策建议。

6.4.1　主要分析结论

总结前述实证分析结果，可得如下主要结论：

（1）人均 GDP 对住院费用变化的回归系数最大，且显著性水平最高，说明由人均 GDP 所决定的支付能力是决定不同地区和时点上的住院费用变化最主要的因素。

（2）相对于公立医院，民营医院病床使用率对住院费用变化的解释力更弱，这可能说明由于民营医院的市场份额较小，其对整体住院费用的影响力仍很弱，或者，受市场份额的约束，民营医院的市场竞争力在促进住院医药费用降低方面的作用尚没有得到充分发挥。

（3）在供给因素方面，医院的床位数和卫生人员数的变化对住院费用的变化产生了分化，前者的系数为负而后者为正。这说明：医院床位数的增长，能够促进住院次均费用的下降。但是，随着卫生人员数的增长，住院次均费用会呈上升趋势。这可能说明，人力成本是医疗服务供给成本的重要组成部分，人力成本的增加，在一定程度上助推了住院次均费用的上升。其政策含义是：相对于卫生人员数量，床位数指标能更好地表达医疗服务的市场供给的充足程度，政府要改善住院医疗服务的供需状况，应首先着眼于床位数增加而不是卫技人员数的增加。

（4）政府财政补贴控制住院次均费用过快增长的效果已经得到体现。回归结果显示政府卫生支出占比的回归系数为负数，说明政府对卫生领域补贴的财力越多，越有利于降低住院次均费用。但是，总体来看，这一系数的绝对值并不大，说明政府卫生财政支出比例抑制住院次均费用过快增长的政策绩效仍有提升空间。

（5）物价水平对住院次均费用的影响作用较为显著，这说明，住院次均费用虽然是一个多因素综合作用的结果，但是控制医疗器械、药品、耗材等价格的上涨幅度，仍有利于实现医药费用的控费目标。

6.4.2　政策建议

实证分析结论表明，医药费用增长不是一个单纯的价格问题，地方经济发展水平、特别是居民的支付能力都是影响医药费用的重要因素，促进经济发展并提高居民支付能力仍是解决居民医疗服务供需矛盾的基础路径。但是，政府的投入与管制政策等仍对居民医药费用的控制具有积极意义。

从市场供需的角度看，医药费用水平的高低是由医疗服务供方的成本和需方的支付能力共同决定的，但由于医疗服务供需双方间的信息不对称，医疗服务供方有通过扩大供给成本提升医药费用的内在动力与实现机制，政府面向供方的控费政策重心应放在对供方市场势力的约束上而非单纯地增加医疗服务供给规模。

政府加大卫生财政投入可以有效降低住院次均费用。同时，政府的卫生投入与不同地区间的医药费用差异相关（政府卫生支出比例越高的地区次均费用越低），但这种相关性的内在机制不明确（政府卫生支出比例高的地区恰是人均 GDP 较低的地区，那么次均费用较低是由较低的 GDP 决定的还是由较高的政府卫生比例所导致的，并不明确）。换言之，政府卫生支出中面向需方的补助对于改变个人卫生支出比例的效果显而易见，但面向供方的补助对医药费用水平的影响机制仍不明确。

因此，政府卫生补贴政策的优化方向是：未来政府对医药费用的控制更多地应借助于市场力量，通过市场机制切断医疗服务供方不断推升医药费用的内在动力与传导机制。为此，政府卫生投入应当更多地面向需方进行补助，借助医保的集团购买优势提升需方在医药费用决定中的作用，提高医疗服务的公平可及性。

第7章 财政补助提升我国县级公立 医院公益性的效果分析

引导公立医院回归公益属性是我国 2009 年以来新医改的重要目标之一，也是医疗服务领域践行国家供给侧结构性改革的重要内容。为全面重构医疗服务供给体系，2011 年，国家启动了以药品零差率和财政补偿机制改革为核心内容的县级公立医院综合改革，逐步明确了政府对公立医院的投入责任。到 2017 年，县级公立医院综合改革已经全面推开，并为此投入了巨额财政资金。

巨额财政投入之下，县级公立医院的公益性是否得到了有效改善？财政补助的规模和投入机制是否合理？投入绩效如何？要回答这些问题，必须科学界定公益性价值内涵及评价指标，以公立医院的实际运行数据为基础，运用实证方法对财政补助提升县级公立医院的公益性效果进行量化分析，发现问题及原因，这对于完善公立医院的财政补助机制，优化医疗服务供给体系，促进医疗服务的公平、可及，具有重要意义。

7.1 公益性的定义与评价——文献回顾

公立医院公益性的概念很早已经提出，但其核心价值内涵一直"没有得到明确界定"（顾昕，2011；吴敬琏，2012）或尚未形成共识，由此也导致了"对公立医院的定位及如何实现公益性认识不清"（国务院医改办调研组，2013）。在经历了廉价论、低费论、负担论、收益论等不同认识阶段（赵云、叶靖，2015）之后，学者们对于公立医院公益性的界定不断趋于收敛。金霞（2018）提出公益性是对大众具有无差别的普惠性，同时又不以营利为目的。公众受益、公平受益作为公益性核心价值追求的理念被逐渐接受。

　　关于公立医院公益性的实现机制，"政府卫生投入下降、公立医院补偿机制扭曲"通常被视为公立医院公益性淡化的主要原因，多数研究者也认为合理的财政补助机制是公立医院回归公益性的前提条件（龚勋等，2011；张仲芳，2013；谭华伟等，2016；郑大喜，2017），但争议在于有研究者认为财政投入的增加并不必然带来公立医院公益性的回归。国外研究者（Gaynor & Vogt，2003；Gaynor & Town，2012）的研究都得出了营利性医院和非营利性医院之间的定价行为没有显著差异的结论，国内研究者（孙洛平、刘冬研，2013）的研究也发现公立医院与民营医院的经营行为没有本质的区别。朱恒鹏等（2014）认为将政府卫生投入与公立医院公益性捆绑体现了医院和政府卫生部门自利性的特点，具有规避责任和扩张权利的内在驱动。昝馨等（2017）甚至认为在预算约束下，财政投入本身不能改善公立医院的运营状况，甚至会引发公立医院之间的攀比、追赶，进一步刺激人员经费支出，造成"越补越亏"，不利于公益性效率的实现。

　　公益性是公立医院运行绩效评价的重要维度，随着对公立医院公益性认识逐步强化和深化，近几年来，专门以公立医院公益性为评价对象的文献开始增多（郑大喜，2010；董云萍等，2010；柯雄等，2013；熊季霞、周敏，2014；黄明安等，2014；张志强等，2015；邓大松、刘振宇，2018）。在评价指标的选择上，多数研究文献从患者视角出发，主要从医疗服务质量、就医费用、社会满意程度等维度选取评价指标（周敏等，2012；刘春平等，2013；邓大松、刘振宇，2018），也有文献（董云萍等，2010；熊季霞等，2014；周绿林、刘童等，2017）将政策任务完成情况及社会效果、社会慈善服务提供情况等纳入了公益性评价指标体系。评价结果则褒贬不一。在具体评价方法上，基于公立医院产出绩效的评价多采用 DEA 方法（姚红、胡善联等，2003；Gattoufi et al.，2004；张宁、胡鞍钢等，2006；王宝顺等，2011；李燕等，2016；赵天，2017；孙继辉、李婷婷等，2018；史胜安等，2018），也有研究者采用了 SFA 方法（Annika et al.，2007；Ludwing et al.，2009；刘自敏等，2014；张启春等，2016）。在专门进行公立医院公益性评价的文献中，TOPSIS 法、层次分析法则是应用较为广泛的方法。也有比较少见的方法，如熵值法（王晓东等，2016）和 PATH 模型（张立超等，2016；陈宏等，2016）。

总体上，现有文献使公立医院公益性的价值理念不断趋于收敛，公立医院公益性的评价指标和评价方法得到了不断的发展和实证检验。但是，虽然大部分文献认可财政投入有助于公立医院公益性的提升，但基本停留在定性判断阶段，研究结论的实证依据尚不充分。特别是在评价指标体系的设计上，现有文献没有针对不同层级医院的功能定位差异进行评价指标体系的差异化设计，现有评价指标体系中反映服务产出的指标较多，而真正体现社会效果的结果性指标较少，评价结果不能直观反映财政补助政策的社会公益目标的实现程度。因此，有必要进一步在具体界定公立医院公益性内涵和评价指标体系的基础上，专门以县级公立医院为研究对象，运用医院实际运行数据，对财政补助提升县级公立医院的效果进行量化评价和实证分析，发现其中的机制性问题并提出政策优化建议。

7.2　公益性评价模型的设定与指标选择

7.2.1　评价模型

（1）DEA 模型。DEA（数据包络分析）方法是一种要素投入与产出之间的相对效率评价的系统分析方法，被广泛用于评价企业生产经营的经济效率。公立医院虽然在经营性质上并不是追求经济效率的企业，但在投入约束条件下提供最大化的服务仍是公立医院运营管理的基本目标之一，在某种意义上，追求经济效率是实现医院公益性的前提和基础。同时，通过恰当的指标设计，也可以将公益性实现效果转化为可量化的评价指标，因此本书选择 DEA 方法对县级公立医院的经济效率和公益性实现效果进行量化评价，并通过计算投入变量的冗余度来对投入的冗余和不足进行分析。

根据 DEA 的计算原理，DEA 模型区分为投入主导型和产出主导型两种类型，投入主导型适合于投入规模既定条件下追求产出最大化的决策单元，而产出主导型则适合于产出基本确定条件下追求投入最小化的决策单元。就本书研究对象而言，由于公立医院的公立性质，其固定资产规模及人员编制相对固定，医院的运营目标是利用这些投入力求为居民提供更多更好的服务，因此，在评价公立医院的经济效率时采用投入主导的 DEA 模型。但对于公益性效率而言，政府的导向是医院为老百姓提供公平可及的医疗服务，从价格维度看，产出水平是基本确定的，医院的任务是为达成这一目标而尽可能减少成本消耗，因此，在评价公益性效率时，本书使用产出主导的模型。

（2）Malmquist 指数。考虑到政府政策及投入在促进公立医院公益性提升方面是一个渐进的过程，需要进行动态考查，本书以面板数据为基础，通过计算 Malmquist 指数反映不同时点县级公立医院经济效率与公益性效率的变化情况，以动态反映政府投入、管制政策的效果。

Malmquist 全要素生产率指数由曼奎斯特（Malmquist，1953）首次提出，可用来考察不同时期生产效率变化。法勒等（Fare et al.，1994）定义了一个基于产出的 Malmquist 生产率指数，并且将 Malmquist 生产率指数分解为技术效率变化指数（$EFFCH$）和技术水平变化指数（$TECHCH$）。在研究中，通常将 $TECHCH$ 进一步分解为纯技术效率变化指数（$PECH$）和规模效率变化指数（$SECH$），基于 DEA 的 Malmquist 指数计算公式可以表示为：

$$M(x^{t+1}, y^{t+1}, x^t, y^t) = \left[\frac{D_c^t(x^{t+1}, y^{t+1})}{D_c^t(x^t, y^t)} \times \frac{D_c^{t+1}(x^{t+1}, y^{t+1})}{D_c^{t+1}(x^t, y^t)}\right]^{\frac{1}{2}}$$

$$= \frac{D_c^{t+1}(x^{t+1}, y^{t+1})}{D_c^t(x^t, y^t)} \times \left[\frac{D_c^t(x^{t+1}, y^{t+1})}{D_c^{t+1}(x^{t+1}, y^{t+1})} \times \frac{D_c^t(x^t, y^t)}{D_c^{t+1}(x^t, y^t)}\right]^{\frac{1}{2}}$$

$$= \frac{D_c^{t+1}(x^{t+1}, y^{t+1})}{D_c^t(x^t, y^t)} \times \left[\frac{D_c^{t+1}(x^{t+1}, y^{t+1})}{D_c^t(x^t, y^t)} \times \frac{D_c^t(x^t, y^t)}{D_c^{t+1}(x^{t+1}, y^{t+1})}\right]$$

$$\times \left[\frac{D_c^t(x^{t+1}, y^{t+1})}{D_c^{t+1}(x^{t+1}, y^{t+1})} \times \frac{D_c^t(x^t, y^t)}{D_c^{t+1}(x^t, y^t)}\right]^{\frac{1}{2}} \quad (7-1)$$

其中：$D_c^t(x^t, y^t)$ 与 $D_c^{t+1}(x^{t+1}, y^{t+1})$ 表示两个时期的距离函数。

Malmquist 生产率指数（MI）= 纯技术效率变化 × 规模效率变化 × 技术进步变化，即：

$$MI = EFFCH \times TECHCH = PECH \times SECH \times TECHCH$$

本书中，MI 表示全要素口径的效率变化，$MI > 1$，表示从 t 到 $t+1$ 时期的效率水平提高，$MI < 1$，则表示效率下降。

7.2.2　样本描述

基于研究目的的需要，本书选取江西、湖北、湖南三省 2011 年被纳入县级公立医院综合改革试点的 65 家医院作为样本，通过调研获取这些样本医院 2012～2015 年的服务量、服务收入、服务成本、资产规模、人员数量、财政补助收入等数据，由于其中 6 家公立医院的财政投入数据有明显的异常，将这 6 个样本删除，只保留 59 个样本的数据进行分析。

7.2.3　指标选取

为便于比较，本书对样本医院的经济效率和公益性效率分别设置指标进行分析。在评价经济效率时，选择样本医院的总收入作为经济效率的产出指标，选择固定资产规模和卫技人员数作为投入指标；在评价公益性效率时，考虑到政府财政补贴对县级公立医院社会功能所能起到的促进作用，除固定资产规模和卫技人员数两个投入指标外，还把财政补助收入列为投入指标，在公益性产出指标中，依据医院的特点，设置了门诊公益性指标和住院公益性指标两个评价指标（见表 7－1）。

表 7－1　　　　　　　　　　　指标选取与描述

指标类型	指标名称	符号	
公益性效率指标	投入指标	医院卫技人员数	I_1
		医院固定资产规模	I_2
		财政补助收入	I_3
	产出指标	门诊公益性指标	O_1
		住院公益性指标	O_2
经济效率指标	投入指标	医院卫技人员数	I_1
		医院固定资产规模	I_2
	产出指标	医院总收入	O_3

公益性产出指标的设计是本书实证评价的难点，也是关键点。公益

性是一个社会学概念，在本质上是一种价值判断，但依据 DEA 模型的计算原理，产出指标必须是一个量化指标。借鉴已有文献的研究成果，本书接受医疗服务的可得性是公立医院公益性核心价值追求的理念，而医疗服务的价格是决定可得性的关键因素。基于此，本书对门诊（住院）公益性指标的定义是：当年所有样本医院门诊（住院）次均费用的最大值/本医院当年门诊（住院）费用值。其含义是：本医院的次均费用相对同类医院越低，公益性越好。

7.3　县级公立医院经济效率与公益效率的定量分析

本节对县级公立医院经济效率与公益效率进行定量分析研究的基本步骤是：首先，根据建立的评价模型和指标体系，运用 DEAP2.1 软件，计算 59 家县级公立医院的经济效率与公益效率的 Malmquist 指数、综合技术效率变化指数、技术水平变化指数、纯技术效率变化指数、规模效率变化指数，分析其在时间序列上的变化趋势与特征；其次，以计算出的综合技术效率值为因变量，运用计量模型对县级公立医院经营效率和公益性效率进行因素分析，从而定量评价影响县级公立医院经济效率和公益性效率的主要因素。

7.3.1　经济效率

对于公立医院的经济运行效率是希望通过尽可能少的投入得到尽可能多的收入，其投入因素是决策单元可以决定的，而产出因素是不能决定的，从而采用投入主导型 DEA 模型，且假设规模报酬可变。通过软件 DEAP2.1 分析，得到 2012～2015 年湖北、湖南、江西三省共 59 家县级公立医院的 Malmquist 指数及分解项均值（见表 7－2）。

表 7－2　　　　2012～2015 年 59 家县级公立医院经济效率
Malmquist 指数及其分解平均值

年份	EFFCH	TECHCH	PECH	SECH	TFPCH
2012～2013	1.018	1.033	0.992	1.026	1.051
2013～2014	1.082	0.971	0.891	1.214	1.051
2014～2015	0.686	1.367	0.695	0.987	0.938
均值	0.911	1.111	0.850	1.071	1.012

（1）全要素生产率变动指数的分析。由表 7－2 可知，在 2012～2015 年，县级公立医院经济效率平均变动指数水平为 1.012，提高了1.2%，技术水平变化指数为 1.111，提高了 11.1%，而综合技术效率变化指数为 0.911，降低了 8.9%，说明技术水平提高是县级公立医院全要素生产效率提高的主要因素，综合技术效率还有一定的提升空间。技术水平效率在全要素生产率中贡献度一直比较大，意味着医疗技术因素所带来的医院经济效率在上升，这与新医改以来县级公立医院在政府支持下持续进行服务能力建设的改革实践相吻合。

此外，2012～2013 年和 2013～2014 年的全要素生产率都有提升，但是增长的动力来源不尽相同，2014～2015 年全要素生产率则有小幅度下降，下降的主要原因是综合技术效率变化指数有较大幅度降低，而综合技术效率的下降则主要是由纯技术效率下降所导致的。

（2）综合技术效率的分类比较分析。为详细考察综合技术效率的变动原因，本书根据规模效率变化指数和纯技术效率变化指数的不同，对59 家县级公立医院进行了分类比较（见表 7－3）。由表 7－3 可看出，处于经济运行"效率最优"这一类的医院数量在 2014 年之前较多，在2014 年之后较少，在综合技术效率方面，大部分县级公立医院很难做到技术和规模效率双高，主要在于"技术低效率"的医院较多。

表 7 - 3　　　　　县级公立医院经济运行效率的分类及医院数量

年份	效率最优	技术低效率	规模效率低	效率低
	$SECH \geqslant 1\ PECH \geqslant 1$	$SECH \geqslant 1\ PECH < 1$	$SECH < 1\ PECH \geqslant 1$	$SECH < 1\ PECH < 1$
2012 ~ 2013	15	15	21	8
2013 ~ 2014	16	34	6	3
2014 ~ 2015	5	31	4	19
几何平均	10	41	2	6

（3）纯技术效率变动指数的分析。2014~2015 年综合技术效率是全要素生产率的主要拖累者，而综合技术效率主要由纯技术效率和规模效率共同决定，2014~2015 年纯技术效率和规模效率的双低导致了综合技术效率低下，其中纯技术效率的下降幅度较大。2012~2015 年的纯技术效率是逐年快速下降，其变化趋势和全要素生产率的变化趋势大体相同，说明纯技术效率变化是全要素生产率变化的主要原因。结合县级公立医院改革的进程分析，2012~2015 年纯技术效率下降的原因可能是：政府对次均费用的严格管制、药品零差率改革等政策背景下，县级公立医院对内部分配机制的适应性调整导致了经济收入增长激励机制的弱化。

7.3.2　公益性效率

公益性的产出指标选用的是处理过的医药费用水平，公立医院的经营成本和国家对医疗卫生价格的管控使得医疗服务具有价格下限和上限，因此公益性效率的产出基本控制在一定的范围，也就是此时产出因素是决策单元可以决定的，而投入因素是不能决定的，因此采用产出主导型 DEA 模型，且假设规模报酬可变。为进一步了解不同时期公益性指标效率的变化及其原因，本书对 2012~2015 年湖北、湖南、江西三省共

59 家县级公立医院公益性全要素生产率变动进行分析，结果如表 7 - 4
所示。

表 7 - 4　　　　2012 ~ 2015 年 59 家县级公立医院公益性效率
Malmquist 指数及其分解平均值

年份	EFFCH	TECHCH	PECH	SECH	TFPCH
2012 ~ 2013	0.789	1.059	1.082	0.729	0.836
2013 ~ 2014	1.488	0.658	0.923	1.612	0.979
2014 ~ 2015	0.898	0.916	1.082	0.830	0.822
均值	1.018	0.861	1.026	0.992	0.876

（1）全要素生产率变动的分析。由表 7 - 4 可知，2012 ~ 2015 年全
要素生产率均小于 1，说明县级公立医院公益性效率总体不佳。其中，
县级公立医院公益性全要素效率的平均水平为 0.876，减少了 12.4%，
技术水平效率为 0.861，减少了 13.9%，综合技术效率为 1.018，提高
了 1.8%，说明技术水平效率降低是公立医院公益性降低的主要因素。
表 7 - 4 数据也显示，综合技术效率和技术水平效率的变化指数呈现此
消彼长的现象，综合技术效率先升后降，而技术水平效率则先降后升。

（2）综合技术效率变动的分析。分析期间，综合技术效率变化较
大，且无明显变化规律，其中仅有 2013 ~ 2014 年的效率值大于 1。
2012 ~ 2013 年、2014 ~ 2015 年综合技术效率下降的原因主要是规模效率
较低，而 2013 ~ 2014 年综合技术效率大幅提升的主要原因则是规模效率
的快速提升，说明规模效率是决定综合技术效率变化的主导因素。

公益性综合技术效率的分类分析结果如表 7 - 5 所示。由表 7 - 5 中
数据可以看出，处于公益性"效率最优"这一类的医院数量在 2013 ~
2014 年较多，而这正是规模效率低的医院数量最少的一年。从几何平均
效率值来看，"效率最优"的医院数量最多，其次是"规模效率低"的
医院。

表7-5 县级公立医院公益性的分类及医院数量

年份	效率最优 $SECH \geqslant 1\ PECH \geqslant 1$	技术低效率 $SECH \geqslant 1\ PECH < 1$	规模效率低 $SECH < 1\ PECH \geqslant 1$	效率低 $SECH < 1\ PECH < 1$
2012~2013	12	1	35	11
2013~2014	21	34	2	2
2014~2015	10	3	37	9
几何平均	23	8	18	10

（3）公益性效率投入产出冗余分析。为进一步分析县级公立医院公益性非效率产生的来源，本书利用投入和产出冗余率指标分别测度县级公立医院要素投入与公益性产出实际指标值对效率最优状态时的偏离程度来分析导致医院公益性非效率扭曲的主要诱因（冗余率＝投入或产出的偏离值/效率最优时的目标值）。如表7-6所示，2012~2015年59家样本医院无论从门诊还是住院公益性指标来看，公益性产出冗余率几乎可以忽略不计，说明县级公立医院的公益性非效率主要不是由经营性产出所导致。再从要素投入层面来看，尽管2012~2015年59家样本医院的财政补助投入冗余率、卫技人员投入冗余率以及固定资产投入冗余率均值总体呈现下降趋势，但是各项投入指标对效率最优状态的偏离程度仍然非常显著。首先，从固定资本投入冗余率均值变化来看，2015年该项指标值仍然高达1.39，实际资本投入超出效率最优状态的合意投入一倍多，说明县级公立医院在固定资本投入方面利用效率不高，存在大量固定资本浪费现象；其次，卫技人员投入冗余率从2012年的1.50逐渐下降至2015年的0.74，说明县级公立医院人员超编、人浮于事的"大锅饭"现象较为严重，阻碍了医院公益性效率的提升，但程度有所下降；最后，财政补助投入冗余率下降最为明显，从2012年的1.63降至2013年的0.15，再进一步下降至2014年的0.08，但2015年又反弹至0.49。总体而言，财政补助在各项投入要素中对效率最优状态的偏离程

度最小，说明县级医院近年来对财政补助资金管理效率在逐年提高，但
2015 年财政补助投入冗余率大幅反弹值得警惕。

表 7 – 6 　　　　2012 ~ 2015 年 59 家样本医院公益性效率的
产出与投入冗余率均值变动

年份	门诊公益性指标的产出冗余率均值	住院公益性指标的产出冗余率均值	财政补助投入冗余率均值	卫技人员投入冗余率均值	固定资产投入冗余率均值
2012	0.00	0.00	1.63	1.50	1.79
2013	0.01	0.04	0.15	1.12	1.60
2014	0.00	0.03	0.08	0.77	1.46
2015	0.00	0.02	0.49	0.74	1.39

7.3.3　影响因素的分解分析

为进一步分析影响公立医院经营效率和公益效率的影响因素，本书
选取由 DEA 投入产出计算所得各个医院的综合技术效率值作为因变量，
所有投入要素为自变量，同时引入虚拟变量分别代表医院类型和医院所
属省份，运用计量模型探讨县级公立医院经营效率和公益性效率的影响
因素。变量的选择如表 7 – 7 所示。

表 7 – 7 　　　　　　　县级公立医院效率影响因素

变量类型	变量名称	缩写
因变量 1	经营效率	*jyxl*
因变量 2	公益性效率	*gyxl*
自变量	医疗收入	*ylsr*
	药品收入	*ypsr*
	医疗业务成本	*ylywcb*
	管理费用	*glfy*

续表

变量类型	变量名称	缩写
自变量	本年财政补助收入	czsr
	每门急诊人次平均收费水平	jzsf
	出院者平均医药费用	cyfy
	卫技人员数	wjrys
	年末固定资产原值	gdzc

（1）数据处理与评价模型设定。对时间序列进行分析的前提是保证序列的平稳性，而非平稳的时间序列参与回归建模分析会导致伪回归问题。因此需要先对原变量序列进行单位根检验，判断序列的平稳性。常用的单位根检验方法包括 ADF、LLC、PP、IPS、HT、费雪式检验等，由于本书数据为面板数据，且为"长截面和短时间序列"的面板数据，适于采用 IPS、HT、费雪式检验等检验方法。表 7–8 为三种方法的检验结果，可见，所有变量均通过了平稳性检验。

表 7–8 变量的面板单位根检验

变量		费雪式检验	IPS 检验	HT 检验
统计值	jyxl	198.1798***	−2.5454***	−5.7396***
	gyxl	232.4682***	−3.8813***	−7.9059***
	ylsr	187.3721***	−1.9302**	−5.0110***
	ypsr	224.9189***	−14.7677***	−4.8280***
	ylywcb	206.1175***	−4.1206***	−1.4681*
	glfy	229.1543***	−11.5670***	−5.9678***
	czsr	231.8994***	−2.8265**	−10.5876***
	jzsf	193.1469***	−2.3497***	−5.1970***
	cyfy	213.9564***	−4.8351***	−7.9827***
	wjrys	177.9114***	−0.7872	−8.7025***
	gdzc	131.9596**	8.0765*	−1.7066**

注：费雪式检验、IPS 检验以及 HT 检验的原假设都是"所有序列都存在面板单位根"，*、**、*** 分别表示在 10%、5%、1% 的显著性水平下拒绝原假设。

为消除原始变量的异方差影响，还需对自变量进行对数化处理。基于以上分析，构建计量模型：

$$Y = \beta_0 + \sum_{i,t} \beta_{it} \ln X_{it} + \mu_{it} \qquad (7-2)$$

其中：Y 表示县级公立医院效率（经营效率和公益性效率），i 和 t 分别表示第 i 家医院和第 t 年，β_0 表示截距项，β_{it} 表示影响因素的待估系数，X_{it} 表示影响因素，μ_{it} 为随机误差项。

本书研究只选择了公立性医院作为研究样本，且 DEA 模型测算的效率值在样本单元位于效率前沿面时都取值为1。因此，直接采用最小二乘法（OLS）往往无法得到一致性的参数估计量，而通常的替代方法就是采用 TOBIT 模型对回归偏误进行纠正。然而，TOBIT 模型一个显著缺陷就是对随机扰动项分布的依赖性很强，当随机扰动项不满足正态分布或者存在异方差时，TOBIT 方法同样不满足模型估计的一致性要求。针对这一情况，Powell（1984）提出了"归并最小绝对离差法"（简称 CLAD 方法）。该方法的优点是仅要求随机扰动项满足独立同分布过程，即使当随机扰动项出现非正态分布或者异方差情况时，仍然能够得到模型的一致性估计；Wooldridge（2010）指出，当 TOBIT 模型满足正态性和同方差性假设条件时，其回归结果应该与 CLAD 估计方法差不多，如果两者相差很大时，说明 TO-BIT 模型的设定有误，应该采用 CLAD 模型的估计结果。考虑到模型回归的稳健性，本书分别采用 OLS、TOBIT 以及 CLAD 三种估计方法对公立性医院的经济效率和公益性效率的微观影响因素进行实证检验。

（2）经济效率影响因素的回归分析。公立医院的经济效率运用 OLS模型、TOBIT 模型以及 CLAD 模型方法分别进行回归分析，结果如表7-9所示。

表7－9 经济效率的三种模型回归分析结果

变量	(1)	(2)	(3)
	OLS_dea	TOBIT_dea	CLAD_dea
main *ylsr*	0. 2116 *** (4. 1333)	0. 2180 *** (4. 2042)	0. 3034 *** (7. 6947)
ypsr	0. 1208 *** (3. 9677)	0. 1230 *** (3. 9913)	0. 1168 *** (5. 3597)
ylywcb	0. 1620 *** (3. 2091)	0. 1645 *** (3. 2169)	0. 0723 * (1. 7852)
glfy	0. 0479 *** (3. 6982)	0. 0488 *** (3. 7245)	0. 0191 ** (2. 0538)
czsr	0. 0108 *** (2. 8626)	0. 0112 *** (2. 9177)	0. 0145 *** (2. 9424)
jzsf	－ 0. 0397 * (－ 1. 9259)	－ 0. 0389 * (－ 1. 8637)	－ 0. 0376 ** (－ 2. 2280)
cyfy	0. 0177 (0. 6047)	0. 0196 (0. 6598)	0. 0406 * (1. 7901)
wjrys	－ 0. 3845 *** (－ 18. 7659)	－ 0. 3919 *** (－ 18. 7683)	－ 0. 3855 *** (－ 27. 2187)
gdzc	－ 0. 1995 *** (－ 13. 0856)	－ 0. 2056 *** (－ 13. 2012)	－ 0. 1867 *** (－ 17. 1678)
_cons	－ 3. 4202 *** (－ 14. 7535)	－ 3. 5065 *** (－ 14. 8166)	－ 3. 4134 *** (－ 20. 0420)
sigma *_cons*		0. 0768 *** (21. 1055)	
N	236	236	236
adj. R^2	0. 755		

　　表7－9显示，出院者平均次均费用在 OLS 和 TOBIT 模型中的回归系数不够显著，但在 CLAD 模型中则是显著的，依据前文分析，出院者次均费用对经济效率的影响也是显著的。医疗收入、药品收入、医疗业

务成本、管理费用、财政补助收入、出院者次均费用对公立医院的经营效率有显著的正向促进作用，其中医疗收入、药品收入、医疗服务成本对医院经济效率影响的系数较大。每门急诊人次平均收费水平、卫技人员数量和固定资产原值对公立医院的经营效率有显著抑制作用，其中卫技人员数固定资产值对经济效率影响的系数较大。需要说明的是，医疗业务成本与医院经济效率之间的正相关关系不符合一般认知，但并不违背实际，其原因是我国公立医院为非营利性医院，财务收支一般基本持平或略有结余，这导致医疗业务成本的规模与变动趋势与医疗业务收入高度相似。

（3）公益性效率影响因素的回归分析。公立医院的公益性效率同样也运用 OLS 模型、随机效应 TOBIT 模型以及 CLAD 模型方法分别进行回归分析，结果如表 7 - 10 所示。

表 7 - 10　　　　　　　　　　**公益性效率的回归分析结果**

变量	(1) OLS_dea	(2) TOBIT_dea	(3) CLAD_dea
main *ylsr*	- 0. 2667 *** (- 2. 6602)	- 0. 4753 *** (- 4. 1907)	- 0. 4252 *** (- 7. 6034)
ypsr	- 0. 1741 *** (- 2. 9209)	- 0. 1723 *** (- 2. 7806)	- 0. 0748 * (- 1. 9527)
ylywcb	0. 2822 *** (2. 8541)	0. 4830 *** (4. 2932)	0. 3504 *** (6. 0972)
glfy	0. 0462 * (1. 8233)	0. 0837 *** (3. 0662)	0. 0502 *** (3. 5672)
czsr	- 0. 0856 *** (- 11. 5308)	- 0. 1381 *** (- 10. 9698)	- 0. 1230 *** (- 18. 0832)
jzsf	- 0. 0139 (- 0. 3451)	- 0. 0409 (- 0. 9653)	- 0. 0284 (- 1. 3468)

续表

变量	(1)	(2)	(3)
	OLS_dea	TOBIT_dea	CLAD_dea
cyfy	− 0. 0940 (− 1. 6416)	− 0. 0958 (− 1. 6054)	− 0. 1733 *** (− 5. 5983)
wjrys	− 0. 1735 *** (− 4. 3262)	− 0. 1904 *** (− 4. 5923)	− 0. 1896 *** (− 8. 3681)
gdzc	− 0. 0075 (− 0. 2520)	− 0. 0102 (− 0. 3302)	0. 0122 (0. 6736)
_cons	5. 8819 *** (12. 9592)	6. 5412 *** (13. 7697)	6. 8003 *** (26. 0923)
sigma *_cons*		0. 1511 *** (20. 1271)	
N	236	236	234
adj. R^2	0. 740		

表 7 - 10 显示，每门急诊人次平均收费水平和年末固定资产原值两个变量对公益性效率的影响不显著。除此之外，医疗收入、药品收入、财政补助收入、出院者平均医药费用和卫技人员数与县级公立医院的公益性效率有显著的反向关系；医疗业务成本和管理费用对公立医院的公益性有显著的正向关系。

7. 4   改善财政补助公益性绩效的政策建议

提升县级公立医院的公益性是政府对公立医院进行财政补助的主要政策期望之一，但实践中，由于政策设计、制度环境及医院运行动机等因素的影响，政府的政策目标并不能如愿实现。因此，总结定量分析的主要结论并分析其背后的政策含义，对于指导未来的财政补助政策设计，促进公立医院的公益性效率具有现实意义。

7.4.1　Malmquist 指数的一般政策含义

根据 M 指数（即 TFPCH）的计算原理，Malmquist 指数反映效率的动态变化趋势，如 2012~2013 年就是指 2013 年相对于 2012 年相关效率值的变化结果。M 指数所表征的效率既包含了技术变动的因素，也包括当前技术水平下的效率，还包括规模因素对效率的影响。其中，技术水平变化指数在定义上是指由于技术水平的变化所导致的效率变化，结合本题研究，可以理解为由于政策因素（如医疗服务价格管制政策、医疗服务供给门槛设置或放开等）、医疗技术（新型诊疗技术及检查设备等的引进使用）等所导致的效率改进；纯技术效率的变化指数衡量的是现有技术水平下因为投入资源的有效配置及管理水平的提升等所带来的效率改进，依本题，这个效率主要来自固定资产和人力资本的有效配合、医院对各类资源的统筹有效使用等；规模效率则是指由于决策单元规模的增加或减少所导致的效率变化，即可能存在规模报酬递增或规模报酬递减的因素。

7.4.2　主要分析结论

（1）关于经济效率。由 Malmquist 指数表达的样本医院经济效率总体保持稳定、略有下降。纯技术效率变化是导致经济效率稳中有降的主要原因，由于技术效率低于 1 的医院占样本医院总数的比例较大，说明样本医院纯技术效率总体呈下降趋势。相对而言，技术水平指数在分析期内总体稳定或呈上升趋势。

纯技术效率的下降意味着在技术水平保持不变的情况下，样本医院对资源利用的效率在下降。可能的原因是：新医改以来，政府采取的管制政策（如：医药费用增幅的控制、药品零差率改革、医务人员收入分配体制改革等）的实施在一定程度上改变了原有的资源配置机制，等量资源投入所获得的经济回报下降。

投入冗余度的分析能够进一步解释纯技术效率下降的原因。根据投入变量冗余度分析的结果，2014～2015 年医院卫技人员投入冗余度较大，固定资产投入不足，说明资源配置失当特别是固定资产投入不足是制约县级公立医院经济效率提升的主要原因。但是需要警惕的是：新医改以来，国家对县级公立医院的投入力度不断加大，因此数据分析结果提示的固定资产投入不足应是一个相对概念，可能是伴随着县级公立医院服务能力的提升，接诊量快速增加，以床位数为代表的固定资产规模成为制约业务增长的主要瓶颈。因此，如果能增加县级公立医院的固定资产规模，医院的经济效率将可以得到进一步提升。但是需要警惕的是：数据分析结果可能也证明县级公立医院存在规模扩张的内在冲动，县域医疗资源有进一步集中的趋势，这不利于医疗资源的均衡配置。

（2）关于公益性效率。根据 Malmquist 指数，样本医院的公益性效率总体上呈下降趋势，原因在各时间段的表现各有不同，但从纯技术效率的角度看，公益性效率则在不断地调整中有所提升，规模效率是影响公益性效率的主要因素。

根据样本医院公益性综合技术效率的分解指数，规模效率较低的医院在样本医院总数中占比较大，且呈上升趋势。这说明，提升规模效率有利于改善公益性效率，但现有政策可能不利于公益性规模效率的改进。从政策机制的角度分析，规模低效也可能说明，作为促进公立医院回归公益性的重要政策手段，现有的财政补助机制过于粗放，在补助对象和奖惩机制的设计上不够精准，以县级公立医院为单位的补助方式未能充分发挥财政资金的期望效应。

　　公益性效率相关投入变量冗余度的分析结果证实，多数医院的财政补助和固定资产投入不足，而卫技人员的投入则既有冗余也有不足，说明投入资源的配置不合理是公立医院公益性效率不佳的主要原因。

　　（3）经济效率和公益性效率的影响因素。样本医院的经济效率取决于收入与成本之间的相对关系，但提高公立医院的经济效率不能依赖于门诊及住院费用水平的提高，而必须着眼于成本的控制。根据因素分解模型的运行结果，卫技人员较少的医院具有更高的经济效率。在公益性效率方面，医疗业务成本、管理费用较高的医院具有更高的公益性效率，而医疗收入、药品收入、出院者平均医药费用、卫技人员的增加等则会导致公益性效率的下降。

7.4.3　政策建议

　　（1）县级公立医院固定资产投入规模的增加有利于经济效率的提升，而医院规模效率的提升也有助于公益性效率的提高，由于政府是县级公立医院固定资产投入的责任主体，因此仍需政府通过增加投入改善县级公立医院硬件资源配置。但固定资产的投入应以满足县级公立医院提升公益性服务能力为目标，避免县级公立医院服务能力在县域范围内的过分集中，导致医疗资源配置的失衡。

　　（2）卫技人员数量的增加不利于县级公立医院经济效率和公益性效率的提升，因此，政府应当通过进一步的改革优化卫技人员的收入分配和激励机制，取消卫技人员因编制、身份、职称等因素所导致的收入天花板限制，为医院减员增效提供制度保障。

　　（3）财政补助收入对公益性效率的反向影响关系并不代表财政补助收入不利于公益性效率的提升，反而恰恰说明政府财政补助机制仍有改进空间。增加财政补助规模仍应是政府提升公立医院公益性的重要政策手段，但财政补助的投入导向应由"收入补偿"转变为"成本补偿"，完善补助资金的分配方法和补助方式，根据医院提供公益性服务项目的数量、质量及医药费用控制绩效等确定补助规模和补助结构。

参考文献

［1］赵云，叶靖. 公立医院补偿机制改革模式比较［J］. 中国卫生事业管理，2015，32（5）：332 – 336.

［2］严妮，沈晓. 公立医院公益性反思与政府责任分析［J］. 中国医院管理，2015，35（1）：1 – 3.

［3］邓大松，徐芳. 自利性与公益性：公立医院改革的困境与突破——基于相关文献的内容分析［J］. 江汉论坛，2012（9）：64 – 70.

［4］顾昕，潘捷. 公立医院中的政府投入政策：美国经验对中国医改的启示［J］. 学习与探索，2012（2）：101 – 106.

［5］吴敬琏. 公立医院公益性问题研究［J］. 经济社会体制比较，2012（4）：13 – 20.

［6］国务院医改办调研组. 公立医院改革情况调研［J］. 宏观经济管理，2013（2）：21 – 23.

［7］龚勋，罗五金，张黎，李玉丹，马雷，赖昕，张文斌. 国外医院公益性财政补偿方式对我国的启示［J］. 中国医院管理，2011，31（7）：12 – 13.

［8］张仲芳. 实现公立医院公益性的补偿机制研究［J］. 学习与实践，2013（11）：83 – 88.

［9］朱恒鹏，昝馨，向辉. 财政补偿体制演变与公立医院去行政化

改革 [J]. 经济学动态, 2014 (12): 61 – 71.

[10] Capps, C., Dranove, D. S., & Satterthwaite, M. A. Competition and market power in option demand markets [J]. *RAND Journal of Economics*, 2003, 34 (4): 737 – 763.

[11] Gaynor, M., Vogt, W. B. Competition Among Hospitals [J]. *RAND Journal of Economics*, 2003, 34 (4): 764 – 785.

[12] Gaynor, M., R. J. Town. Competition in health care markets [M] //Pauly, M. V., McGuier, T. G., Barros, P. P. *Handbook of Health Economics*. Vol. 2. North Holland, 2012: 499 – 637.

[13] 孙洛平, 刘冬妍. 政府办医院经营目标的实证检验 [J]. 中山大学学报 (社会科学版), 2013, 53 (3): 202 – 208.

[14] 刘海英, 张纯洪. 中国城乡卫生经济系统投入产出动态效率的对比研究 [J]. 农业经济问题, 2010, 31 (2): 44 – 51 + 111.

[15] 王箐, 魏建. 竞争、医疗保险与宏观医疗效率——基于 DEA 模型的两阶段分析 [J]. 经济问题, 2013 (4): 17 – 21.

[16] 刘自敏, 张昕竹, 杨丹. 我国省级政府卫生投入效率的时空演变——基于面板三阶段 DEA 模型的分析 [J]. 中央财经大学学报, 2014 (6): 97 – 104.

[17] 王宝顺, 刘京焕. 中国地方公共卫生财政支出效率研究——基于 DEA-Malmquist 指数的实证分析 [J]. 经济经纬, 2011 (6): 136 – 140.

[18] 刘自敏, 张昕竹. 我国政府卫生投入的动态效率及其收敛性研究——基于修正的 Malmquist 指数法 [J]. 软科学, 2012, 26 (12): 50 – 56.

[19] 郑大喜. 公立医院公益性质的经济学解析及其运营绩效评价 [J]. 医学与社会, 2010, 23 (11): 51 – 53.

[20] 董云萍, 夏冕, 罗五金, 张文斌. 基于公立医院公益性的卫生财政转移支付制度的政策建议 [J]. 中国卫生经济, 2010, 29 (9): 27 – 28.

[21] 柯雄，陈英耀，胡献之，刘文彬，谷茜，邓伟，赵列宾，董斌，施李正. 公立医疗机构公益性指标赋权中的方法比较与权重优化 [J]. 中国卫生经济，2013，32（8）：68－70.

[22] 熊季霞，周敏. 对公立医院的公益性及其评价指标的认知分析——基于医患双方的问卷调查 [J]. 中国卫生事业管理，2014，31（3）：171－173＋218.

[23] 黄明安，陆文婷. Delphi 法在选取公立医院公益性评价指标中的应用 [J]. 当代经济，2014（2）：156－157.

[24] 张志强，顾啸天，熊季霞. 基于公益性的公立医院综合绩效评价指标体系实证研究 [J]. 医学与社会，2015，28（6）：36－40.

[25] 周敏，熊季霞. 公立医院公益性评价测量指标体系的研究 [J]. 中国医药导报，2012，9（2）：5－7.

[26] 刘春平，廖小平，曾渝，吴玲，陈英耀，周虹. 公立医院公益性评价研究：以海口市公立医院为例 [J]. 中国卫生经济，2013，32（5）：84－86.

[27] Pradhan，Sanjay. Evaluating public spending：a framework for public expenditure reviews（English）[R]. *World Bank Discussion Papers* No. 323. The World Bank，1996.

[28] Frenk Julio. The World Health Report 2000：expanding the horizon of health system performance [J]. *Health Policy and Planning*，2010，25（5）：343－345.

[29] Kim K.，Moody M. More Resource Better health？A Cross-national Perspective [J]. *Social Science and Medicine*，1992，34（8）.

[30] Musgrove P. Public and Private Roles in Health：Theory and Financing Patters [R]. *World Bank Discussion Paper* No. 339. The World Bank，1996.

[31] 张宁, 胡鞍钢, 郑京海. 应用 DEA 方法评测中国各地区健康生产效率 [J]. 经济研究, 2006 (7): 92 – 105.

[32] 韩华为, 苗艳青. 地方政府卫生支出效率核算及影响因素实证研究——以中国 31 个省份面板数据为依据的 DEA-Tobit 分析 [J]. 财经研究, 2010, 36 (5): 4 – 15 + 39.

[33] 孙菊. 中国卫生财政支出的健康绩效及其地区差异——基于省级面板数据的实证分析 [J]. 武汉大学学报 (哲学社会科学版), 2011, 64 (6): 75 – 80.

[34] 代娟, 甘金龙. 基于 DEA 的财政支出效率研究 [J]. 财政研究, 2013 (8): 22 – 25.

[35] 刘自敏, 张昕竹, 杨丹. 省级政府卫生投入动态效率及其收敛性研究 [J]. 经济与管理研究, 2014 (3): 26 – 35.

[36] Valdmanis Vivian Grace. Sensitivity analysis for DEA models: An empirical example using public versus NFP hospitals [J]. *Journal of Public Economics*, 1992, 48 (2).

[37] 姚红, 胡善联, 曹建文. 上海市 45 家医院供给的技术效率评价 [J]. 中国医院管理, 2003 (5): 9 – 11.

[38] S. Gattoufi, M. Oral, A. Kumar and A. Reisman. Epistemology of Data Envelopment Analysis and Comparison with Other Fields of OR/MS for Relevance to Applications [J]. *Socio-Economic Planning Sciences*, 2004, 38 (2 – 3): 123 – 140.

[39] 庞瑞芝. 我国城市医院经营效率实证研究——基于 DEA 模型的两阶段分析 [J]. 南开经济研究, 2006 (4): 71 – 81.

[40] 刘雅倩, 潘晓平, 廖菁, 况景勤, 全婷, 钟若冰, 张靖, 唐娴, 文永思. 不同数据包络分析模型评价医院技术效率的比较分析 [J]. 中国卫生经济, 2011, 30 (3): 65 – 67.

［41］ Annika Frohloff. Cost and Technical Efficiency of German Hospitals—A Stochastic Frontier Analysis ［R］. Ruhr *Economic Papers*，2007.

［42］ Ludwig M.，Groot W.，Van Merode F. Hospital efficiency and transaction costs：A stochastic frontier approach ［J］. *Social Science & Medicine*，2009，69（1）.

［43］李湘君，王中华. 基于等级差异的公立医院效率及其影响因素分析 ［J］. 统计与信息论坛，2013，28（6）：76-80.

［44］王昕天. 卫生投入、技术效率与健康绩效：基于 SFA 法对卫生投入效率的测算 ［J］. 中国卫生经济，2014，33（3）：25-29.

［45］赵明，马进. 公立医院公益性测度与影响因素研究 ［J］. 上海交通大学学报（医学版），2009，29（6）：737-740.

［46］谢小平，刘国祥等. 卫生服务利用公平性方法学研究 ［J］. 中国卫生经济，2007（5）：74-76.

［47］薛秦香，高建民. 卫生服务提供的公平与效率评价 ［J］. 中国卫生经济，2002（4）：29-32.

［48］李顺平，孟庆跃. 卫生服务公平性及其影响因素研究综述 ［J］. 中国卫生事业管理，2005（3）：132-134.

［49］俞卫. 公立医院改革：公益性、财政补偿和治理模式 ［J］. 中国卫生政策研究，2011，4（7）：25-27.

［50］苗卫军，陶红兵. 对公立医院公益性的内涵及外延的分析 ［J］. 医学与社会，2009，22（4）：28-30.

［51］王硕. 公立医院改革的核心是回归公益性 ［EB/OL］. http：// health. sohu. com/20140905/n404092100. shtml.

［52］王浩，郭传辉. 发达国家政府间转移支付制度的经验借鉴及启示 ［J］. 特区经济，2012（9）：87-89.

［53］李健. 规制俘获理论评述 ［J］. 社会科学管理与评论，2012

(1)：92 – 97 + 112.

[54] 顾昕. 俘获、激励和公共利益：政府管制的新政治经济学 [J]. 中国行政管理，2016（4）：95 – 102.

[55] Jean-Jacques Laffont, Jean Tirole. Using Cost Observation to Regulate Firms [J]. *Journal of Political Economy*, 1986, 94（3）：614 – 641.

[56] Andrei Shleifer. A Theory of Yardstick Competition [J]. *The RAND Journal of Economics*, 1985, 16（3）：319 – 327.

[57] Barry R. Weingast, Mark J. Moran. Bureaucartic Discretion or Congressional Control? Regulatory Policymaking by the Federal Trade Commission [J]. *Journal of Political Economy*, 1983, 91（5）：765 – 800.

[58] Gary J. Miller, Adnrew B. Whitford. The Principal's Moral Hazard：Constraints on the Use of Incentives in Hierarchy [J]. *Journal of Public Administration Research and Theory*, 2006, 17（2）：213 – 233.

[59] Daniel Carpenter. *The Forging of Bureaucratic Autonomy：Reputations, Networks, and Policy Innovation in Executive Agencies*, 1862 – 1928 [M]. Princeton：Princeton University Press, 2001.

[60] 古新功，中国药品价格管制现状及对策思考 [J]. 湖北社会科学，2014（8）：11 – 18.

[61] 吴松林，王静. 美国卫生的主要问题及评价 [J]. 中国农村卫生事业管理，2011, 31（5）：468 – 472.

[62] 侯忠建. 我国药品价格的政府管制研究 [D]. 成都：电子科技大学硕士学位论文，2010.

[63] 吕红. 政府管制下医药行业供应链合作与收益分配分析 [J]. 中国卫生经济，2012, 31（3）：35 – 37.

[64] 王子亮，叶露. 日本的药品定价政策研究 [J]. 中国卫生资源，2009, 12（6）：297 – 299.

[65] 成洁，翁开源. 芬兰药品价格管制与补偿制度及其启示 [J].
2017（1）：48 –50 +51.

[66] 龚向光，胡善联. 澳大利亚经验对我国药品价格管制的启示
[J]. 中国卫生经济，2002，21（11）：47 –50.

[67] 常峰，张子蔚，赵雪松，等. 国内外药品价格规制政策述评
[J]. 价格理论与实践，2009，29（4）：49 –50.

[68] Yot Teerawattananon, Nattha Tritasavit. A learning experience from
price negotiations for vaccines [J]. *Vaccine*, 2015, 33S：11 –12.

[69] 陈瑶，朱晓丽，肖龙华. 我国公立医院财政补偿机制理论与现
状分析 [J]. 医学与社会，2010，23（12）：36 –39.

[70] 葛锋，胡静，陈芬. 公立医院补偿机制改革之政府补偿方式探
讨 [J]. 医学与哲学，2012，33（9）：64 –66.

[71] 徐长生，张泽栋. 城镇化、老龄化及经济发展对我国医疗费用
影响回归分析 [J]. 中国卫生经济，2015，34（6）：54 –55.

[72] 余央央. 老龄化对中国医疗费用的影响——城乡差异的视角
[J]. 世界经济文汇，2011（5）：64 –79.

[73] 刘西国，刘毅，王健. 医疗费用上涨诱发因素及费用规制的新
思考——基于1998 ~2010 年数据的实证分析 [J]. 经济经纬，2012（5）：
142 –146.

[74] 杨燕绥，张丹，李乐乐. 公共政策视角的老龄化对医疗费用影
响及对策：议"未老先衰"问题及改善 [J]. 中国卫生经济，2016，35
（12）：5 –10.

[75] 赵丽琴，刘召贤. 老龄化背景下我国医疗费用宏观影响因素分
析——基于省际面板数据的研究 [J]. 山东工商学院学报，2016，30
（2）：106 –111.

[76] 李林，刘国恩. 我国营利性医院发展与医疗费用研究：基于省

级数据的实证分析 [J]. 管理世界, 2008 (10): 53 - 63.

[77] 樊敏杰, 刘国恩, 李林. 医疗机构产权性质对医疗费用的影响——基于全国九个城市的实证分析 [J]. 中国经济问题, 2013 (5): 59 - 69.

[78] 田侃, 陈宇峰. 我国医疗费用持续上涨的实证与对策研究 [J]. 财政研究, 2007 (2): 74 - 77.

[79] 谭华伟, 张培林, 张云, 郑万会, 颜维华, 刘宪, 谢文义. 我国医疗机构债务规模扩张与医疗费用增长的互动效应研究 [J]. 卫生经济研究, 2017 (2): 35 - 38.

[80] 李梦华, 曹欣, 安学娟, 姜卫, 曹燕. 医疗费用增长视角下我国医疗服务供给机制研究 [J]. 医学与社会, 2015, 28 (5): 45 - 48.

[81] 朱继武. 信息不对称对我国医疗费用增长影响的分析 [J]. 价格理论与实践, 2015 (12): 77 - 79

[82] 佟珺, 石磊. 价格规制、激励扭曲与医疗费用上涨 [J]. 南方经济, 2010 (1): 38 - 46.

[83] 庞家玲, 吴维民, 蒋帅, 范丽, 谌晓勤, 李艺钊. 药物零差率改革后医疗费用变化情况调查分析 [J]. 现代医院管理, 2015, 13 (3): 17 - 19.

[84] Newhouse J. P. Medical-Care Expenditure: A Cross-National Survey [J]. *The Journal of Human Resources*, 1977 (12): 115 - 125.

[85] 谢明明, 王美娇, 熊先军. 道德风险还是医疗需求释放?——医疗保险与医疗费用增长 [J]. 保险研究, 2016 (1): 102 - 112.

[86] 甘筱青, 尤铭祥, 胡凯. 医保报销比例差距、患者行为选择与医疗费用的关系研究——基于三阶段动态博弈模型的分析 [J]. 系统工程理论与实践, 2014, 34 (11): 2974 - 2983.

[87] 邱雅, 孙青川. 医疗费用影响因素的实证分析 [J]. 中国统

计，2016（8）：29 –31.

［88］金霞．以医生的互惠利他主义助推公立医院的公益性［J］.
医学争鸣，2018，9（1）：59 –62.

［89］谭华伟，郑万会，张云，颜维华，朱小玲，刘宪，张培林．
公立医院补偿机制改革：典型模式和路径反思［J］. 卫生经济研究，
2016（5）：9 –13.

［90］郑大喜．公立医院财政补偿与信息公开制度研究进展及其评
价［J］. 现代医院管理，2017，15（6）：60 –64.

［91］昝馨，周彦，朱恒鹏．公立医院业务运营与财政投入成效——
以2012 –2015 年北京21 家市属公立医院为例［J］. 经济与管理研究，
2017，38（5）：134 –144.

［92］郑大喜．基于公益性的政府卫生投入与公立医院费用控制
［J］. 医学与社会，2012，25（11）：41 –44.

［93］邓大松，刘振宇，余思琦．我国县级公立医疗服务体系改革
实施效果评价——以江西省于都县为例［J］. 江西师范大学学报（哲学
社会科学版），2018，51（2）：120 –126.

［94］邓大松，刘振宇．中国县级公立医院公益性评价［J］. 江西
社会科学，2018，38（1）：236 –245.

［95］周绿林，刘童，许兴龙．县级公立医院综合改革成效评估指
标体系构建研究［J］. 中国医院管理，2017，37（4）：1 –5.

［96］赵天．纳入需求方因素的中国农村医疗机构服务效率——基
于三省18 县的医疗机构与入户调研数据分析［J］. 南开经济研究，
2017（3）：34 –49.

［97］孙继辉，李婷婷．基于DEA-Tobit 模型的公共文化财政支出效
率研究——以安徽省为例［J］. 会计之友，2018（10）：125 –128.

［98］史胜安，夏珑，张春明．中国三大经济区域财政支出效率及

其影响因素实证研究 [J]. 经济体制改革, 2018 (1): 45 -52.

[99] 张启春, 江朦朦. 中国农村基本公共服务绩效评估分析: 基于投入 –产出视角 [J]. 中南民族大学学报 (人文社会科学版), 2016, 36 (4): 141 -146.

[100] 王晓东, 王旭冉, 张路瑶, 李国红. 公共服务绩效评价体系构建与应用研究——以河北省为例 [J]. 会计之友, 2016 (8): 67 -71.

[101] 张立超, 陈宏, 徐占民等. 公立医院绩效评价 PATH 优化模型指标体系的构建 [J]. 中国医院管理, 2016, 36 (8): 4 -7.